Dr. med. Peter Poeckh

KRAFT UND STABILITÄT BIS INS HOHE ALTER

Einfach und effektiv – mein Trainingsprogramm für zu Hause

südwest

Inhalt

Mein persönlicher Weg zu Fitness, Kraft und Schmerzfreiheit

Zuallererst ist es mir ein großes Anliegen, den Leserinnen und Lesern der Vorgängerbücher für ihre Unterstützung zu danken – aber auch all jenen, die zusätzlich die bewegten Inhalte in den sozialen Medien verfolgen und ihre Erfolge hinsichtlich der Übungen und Programme mit mir und allen anderen Besuchern teilen. Dadurch konnte auch ich noch sehr viel über die Wirkungsweise von Bewegung und Übungen bei unterschiedlichen Beschwerden und allgemein beim Erreichen von Fitnesszielen lernen.

Nach einer sportlich intensiven Jugend insbesondere mit Tennis fand ich den Weg im jungen Erwachsenenalter wie so viele junge Männer heute auch ins Fitnessstudio. Etwa zwei Jahre lang stemmte ich dort Gewichte und verausgabte mich an den Geräten. Doch schnell merkte ich, dass ich trotz meines jungen Alters immer unbeweglicher wurde. So begann ich, Dehnübungen in das Krafttraining einzubauen, und erntete damit verwunderte Kommentare und Blicke der richtig muskulösen Kollegen. »Was machst du denn da?« oder »Was soll das bringen?« waren noch die freundlicheren Reaktionen auf meine Dehnaktivitäten.

Im Alter von 21 Jahren zog es mich dann zum Yoga, zu einem kraftvollen Power-Yoga-Stil, dem Ashtanga-Yoga. Ich merkte, dass die Kraftelemente mich forderten und Beweglichkeit kaum vorhanden war. Ich blieb dran, zumal Rücken- und Schulterschmerzen mittlerweile zu meinem Alltag gehörten, und stellte nach einem halben Jahr fest, dass die Schmerzen weg waren, ich deutlich beweglicher wurde und mich insgesamt besser fühlte.

Neben meinem Medizinstudium ließ ich mich zum Yogalehrer sowie in manueller Medizin, Faszientherapien, Bewegungslehre, Sportmedizin und vielem mehr ausbilden, all das bildet auch heute noch die Grundlage meiner Arbeit in der Arztpraxis. Das Wissen um sinnvolle und therapeutisch effiziente Bewegung in Form von effektiven Übungen konnte ich bereits über 10 000 Patienten vermitteln und in Tausenden Bewegungs- und Yogastunden sowie -ausbildungen und auf den sozialen Plattformen weitergeben.

Da viele Menschen relativ spät einen Arzt aufsuchen – dann, wenn ein ernsthaftes Problem nicht besser oder gar schlechter wird –, ist das Hauptsymptom, dem ich begegne, der Schmerz. Im akuten Schmerzzustand bei funktionellen Ursachen helfen neben den Behandlungen vor allem Dehn- und Mobilisationsübungen. Die effektivsten dieser Übungen finden Sie in meinen Büchern *Fit, schmerzfrei und gesund bis ins hohe Alter, Rücken – Schultern – Nacken* und *Gelenke gut, alles gut.* Besonders wichtig ist es jedoch, die großen Regionen in schmerzfreien Phasen, also präventiv, oder wenn die Schmerzen nachlassen zu kräftigen und zu stabilisieren.

Vielleicht denken Sie jetzt, dass sich nun wieder der Kreis zum Fitnessstudio schließt. Dem ist aber nicht so. Kraft und Stabilität, ganz gleich in welchem Alter, können wir ohne Gewichte und Geräte erreichen. Wie das geht? Das zeige ich Ihnen in diesem Buch. Es sind so gut wie keine Investitionen in Ausstattung notwendig, Sie benötigen lediglich eine Matte, Zeit, Geduld und ein bisschen Durchhaltevermögen. Aber keine Sorge, ich begleite Sie in den nächsten Kapiteln mit vielen Tipps und Tricks, sodass Ihr innerer Schweinehund nicht die geringste Chance hat.

Die Übungen und Programme, die Sie nach einem Krafttest durchführen werden, sind einfach, überschaubar, kurzweilig und vor allem effektiv. Eine gesunde Verteilung von Kraft und Stabilität im Körper ist wichtig, um alle Herausforderungen des Alltags zu meistern, die Freizeit mit Freude zu gestalten und eine gute Balance für Sport und Alltag zu finden. Zusätzlich sind Schmerzen und Einschränkungen weniger wahrscheinlich, wenn Sie kräftig und stabil sind. Und warum sich Krafttraining sogar zum Abnehmen eignet, welche Mythen es zum Thema Krafttraining gibt und wie Sie die richtige Intensität wählen – all das und noch viel mehr erfahren Sie auf den folgenden Seiten!

Also, sind Sie dabei? Dann geht es jetzt los!

Vorab gilt mein herzlicher Dank noch meiner Nichte Emily, die sich als Model für die Illustrationen in diesem Buch zur Verfügung gestellt hat.

Dr. Peter Poeckh

KAPITEL 1

KRAFT FÜR EINEN GESUNDEN KÖRPER

Ganz gleich, in welchem Alter Sie sich gerade befinden: Kraft und Stabilität schaffen die beste Grundlage für langfristige Fitness, Bewältigung des Alltags und Freude an der Freizeit. Darüber hinaus reduzieren Sie die Wahrscheinlichkeit für Schmerzen. Aber was bedeutet es eigentlich, kräftig zu sein? Ab welchem Alter ist es sinnvoll, an der Kraft zu arbeiten? Benötigen wir Geräte dafür und stimmen alle bekannten Aussagen über Krafttraining?

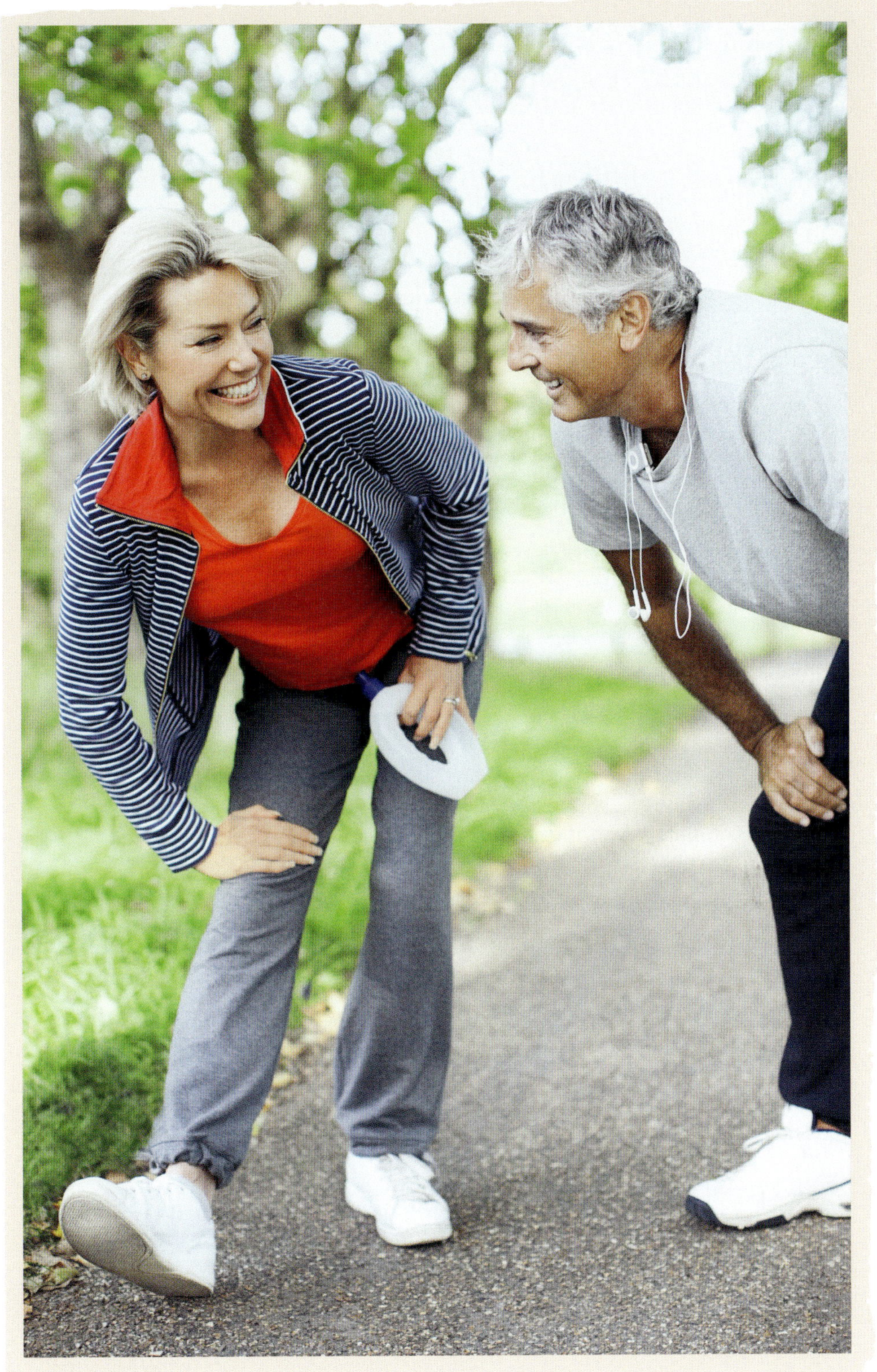

Was es bedeutet, fit zu sein, und warum Muskelkraft wichtig ist

Erstaunlicherweise gibt es keinen klar definierten Standard für Fitness, der überall akzeptiert wäre. Diejenigen, die sich in allen Bereichen körperlicher Leistungsfähigkeit am besten entwickeln, sind auch dort, wo körperliche Leistung zählt, etwa im Spitzensport oder beim Militär, die Erfolgreichsten. Und gerade diese unterschiedlichen Fähigkeiten machen es auch aus, resistent, also widerstandsfähig, zu sein. Die Vielseitigkeit der körperlichen Kompetenzen ist am wertvollsten und in der Nutzung ihrer Funktion am effektivsten. Diejenigen, die spezifisch nur auf einem Gebiet trainiert sind, weisen automatisch mindestens eine große Schwäche in einem anderen Bereich auf: Dem dünnen Langstreckenläufer fehlt die Kraft des massigen Bodybuilders, der wiederum wenig Ausdauer besitzt. Jetzt könnte man durchaus behaupten, dass man als »normaler« Mensch, der keiner Sportart konsequent nachgeht, dem keine große Bedeutung beimessen muss. Jedoch ist für unsere körperliche und geistige Gesundheit ein regelmäßiges Training des gesamten Spektrums an körperlichen Fähigkeiten am besten.

Dabei liegen vor allem die Bereiche Kraft, Beweglichkeit, Koordination und Ausdauer im Hauptfokus. In meinem Vorgängerbuch *Fit, schmerzfrei und gesund bis ins hohe Alter* finden Sie zu all diesen Kategorien Tests, die Ihr derzeitiges Level einstufen. Da in den vorherigen Büchern vor allem Übungen bei Schmerzen und damit primär Dehn- und Mobilisationsbewegungen im Vordergrund standen, möchte ich in diesem Buch die wichtigen Fähigkeiten Kraft, Stabilität, Balance, Koordination und muskuläre Ausdauer zum Thema machen. Dabei kommt auch die Beweglichkeit nicht zu kurz, die für die vorgestellten Übungen ebenfalls benötigt wird.

Kraft, Ausdauer, Koordination und Stabilität

Sehen wir uns die oben genannten Fähigkeiten der Reihe nach an, um zu verstehen, was wir wie trainieren können.

Muskelkraft ist die Fähigkeit, durch Kontraktion Spannung zu entwickeln und Kräfte entstehen zu lassen. Dies kann beispielsweise in Form von einmaliger maximaler Kraft sein. Diese ist jene Kraft, die man einmal für eine Wiederholung aufbringen kann. So kann es zum Beispiel jemandem möglich sein, einen klassischen Liegestütz genau einmal auszuführen.

Die muskuläre Ausdauer oder Kraftausdauer bezeichnet die Fähigkeit, über einen längeren Zeitraum hinweg eine Kraftleistung zu erbringen, ohne dabei schnell zu ermüden – die eingesetzten Muskeln können über eine längere Zeit unter Belastung arbeiten. Hier ist eine höhere Anzahl von Wiederholungen möglich.

Unter Koordination versteht man das Zusammenspiel von Muskeln und Nervensystem und damit die Fähigkeit, mehr als eine Bewegung, also einen bestimmten Bewegungsablauf, auszuführen. Das Beugen von Hüften, Knien und Sprunggelenken sowie das richtige Einsetzen dieser Gelenke werden mithilfe der Koordinationsfähigkeit zu einer einzigen Bewegung verbunden. Diese mit dem richtigen Timing durchzuführen, bestimmt die Qualität der Koordination.

Die Körperstabilität oder auch die Balance ist die Fähigkeit des Körpers, eine bestimmte Position einzunehmen und zu halten, auch wenn äußere Kräfte auf den Körper einwirken. Das Trainieren der Körperstabilität ist für die Verletzungs- und Sturzprophylaxe sehr wichtig.

Diese wichtigen Kompetenzen sind in diesem Buch in alle vorgestellten Übungen integriert, was Ihnen die besten Möglichkeiten bieten soll, diese Qualitäten zu verbessern. Viele Menschen trainieren unterschiedliche Fitnessprogramme, um besser auszusehen oder abzunehmen. Eine wirklich entscheidende Verbesserung der körperlichen Fitness tritt jedoch nur ein, wenn wir uns auf die Entwicklung aller Fähigkeiten konzentrieren und nicht einseitig üben. Denn das führt sehr häufig zu Problemen, da die anderen Bereiche vernachlässigt werden. Sowohl Leistungsfähigkeit als auch Aussehen werden sich aber mit etwas Geduld auch auf diesem Weg gesund und nachhaltig positiv entwickeln. Man könnte auch sagen: Form follows function – die Form ergibt sich aus der Funktion!

Wohlbefinden und ein gesundes, attraktives Äußeres bedingen einander und beides wird durch die Programme in diesem Buch gefördert, sodass alle Qualitäten vereint werden, die die eigentliche Fitness letzten Endes ausmachen. Wenn wir in die Natur blicken, dann sind es immer die Menschen und Tiere mit dem höchsten Fitnessgrad, die immer auch die größten Überlebenschancen besitzen. Indem wir kurze Krafttrainingseinheiten mit unserem eigenen Körpergewicht absolvieren und uns natürlich auch vernünftig ernähren, entwickeln wir eine umfassende Fitness für einen gesunden Körper und Bewegungsapparat.

Geräte versus Körpergewicht

Die Beliebtheit von Trainingsgeräten hat in den letzten Jahren zugenommen. Aber ist es wirklich erforderlich, mit Gewichten und insbesondere ganzen Geräten zu arbeiten? Brauchen wir unbedingt eine Mitgliedschaft in einem Fitnessstudio, müssen wir uns tatsächlich ganze Trainingssysteme im eigenen Keller aufbauen, um unsere Kraft zu trainieren?

Das Training mit Gewichten kann immer nur isoliert ausgeführt werden. Damit ist gemeint, dass meist nur einzelne Muskelgruppen oder gar einzelne Muskeln separat angesprochen werden und somit nur eine geringe Menge Ihrer gesamten Muskelmasse gefordert wird. Ins Training mit dem eigenen Körpergewicht werden immer viele verschiedene Muskeln und Muskelgruppen gleichzeitig eingebunden. Die logische Konsequenz ist, dass solche Übungen den zusätzlichen Vorteil haben, die Körpermitte, den Rumpf (»Core«), wesentlich stärker und effizienter zu trainieren, als es Übungen mit Gewichten oder an Geräten tun.

Großer Nutzen für den Alltag

Ein weiterer großer Vorteil des Trainings mit dem eigenen Körpergewicht besteht darin, dass die Bewegungen vor vielen chronischen Verletzungen schützen, weil sie gelenkschonend wirken. Beim Gewichtheben oder anderen eher unnatürlichen Übungen, die uns im Alltag eigentlich keinen großen Nutzen bringen, können solche Verletzungen mit der Zeit entstehen. Als Sportmediziner und Spezialist für den Bewegungsapparat bin ich in meiner Arztpraxis oft mit Patienten konfrontiert, die sich im Training verletzen oder danach mit negativen Folgewirkungen kämpfen müssen. Die eindeutige Schlussfolgerung, die ich daraus ziehe, ist, dass dieses Training für einen gesunden und schmerzfreien Körper offenbar nicht sinnvoll ist.

Eine Nation von Vielsitzern

Damit eine Übung nützlich ist, muss sie der Bewegung, für die trainiert wird, möglichst ähnlich sein. Die Anforderungen, die an den Durchschnittsmenschen oder auch an einen Hobbysportler gestellt werden, bestehen nicht darin, spezifische Leistungen zu erbringen, sondern im Alltag mit dem eigenen Körpergewicht umzugehen. Was könnte deshalb also nützlicher sein, als dieses eigene Körpergewicht auch im Training einzusetzen, um mehr Kraft für Aktivitäten des Alltags zu entwickeln?

Denn wann haben wir uns das letzte Mal im Sitzen oder Liegen ernsthaft angestrengt? Die meisten von uns sind nicht damit aufgewachsen, den eigenen Körper zum Training zu benutzen, obwohl sich Yoga und Pilates mittlerweile großer Beliebtheit erfreuen.

Ich selbst bin Yogalehrer und Yogatherapeut und beschäftige mich seit über 20 Jahren mit der wirkungsvollen Anpassung von Asanas (Körperhaltungen im Yoga) an die individuellen körperlichen Einschränkungen, Schmerzen und Beschwerden. Besonders im Yoga ist es auffällig, dass in vielen Richtungen effektive Kräftigungsübungen zu kurz kommen und es keine umfassende Fitness bieten kann. Ich denke dabei beispielsweise auch an den Ausdauerbereich. Fairerweise muss man dazusagen, dass der körperliche Aspekt im Yoga nur ein kleiner Baustein des gesamten Werkzeugkoffers ist, den Yoga zu bieten hat. Die indische Yogapraxis dient seit vielen Jahrhunderten primär spirituellen Zwecken.

Kraft in jedem Alter – wann mit Kräftigungsübungen anfangen?

Ein weiteres Missverständnis in Bezug auf das Training mit dem eigenen Körpergewicht zeigt sich in der Behauptung, der Schwierigkeitsgrad der Übungen könne nicht nennenswert variiert werden. Es möge ja ein paar Übungen geben, aber eine große Auswahl hätte man bei diesem Training nicht – auch das hört man öfter. Doch ich verspreche Ihnen: Sie werden erstaunt sein, wenn Sie mit den Übungsprogrammen beginnen, wie viel Abwechslung und Anpassung an unterschiedliche Levels hier mit einfließen. In diesem Buch kann tatsächlich nur ein Ausschnitt aus unzähligen Übungen und Varianten gezeigt werden.

Allein schon ohne die Übung selbst zu variieren, haben Sie zahlreiche verschiedene Anpassungsmöglichkeiten:

- Führen Sie die Übung auf einem instabilen Untergrund aus.
- Führen Sie Übungen nur mit einem Arm oder einem Bein aus.
- Legen Sie Pausen ein, zu Beginn oder in der Mitte der Übung.
- Steigern oder senken Sie die Anzahl der Wiederholungen.

Die Liste ließe sich unendlich fortführen, Ihrer Kreativität sind hier keine Grenzen gesetzt. Nehmen wir als Beispiel den Liegestütz. Dieser wird in diesem Buch in unterschiedlichen Varianten vorgestellt. Führt man den Liegestütz an der Wand aus, ist er eher einfach. Führen Sie ihn abgestützt mit den Händen auf einer erhöhten Fläche aus, wird er schon deutlich schwieriger. Je niedriger die Fläche ist, desto herausfordernder wird die Übung. Setzen Sie die Hände auf dem Boden auf, wir es noch schwieriger. Positionieren Sie die Hände anders, kommt noch einmal eine Schwierigkeitsstufe dazu. Sie sehen: Es gibt kein Limit für Variationen und Schwierigkeitslevels.

Aus diesen Gründen ist das Training mit dem eigenen Körpergewicht für jeden von uns möglich und sinnvoll – ganz gleich, wie alt Sie sind und welche Voraussetzungen Sie mitbringen, sowohl in puncto körperliche Verfassung als auch in puncto Vorerfahrung mit unterschiedlichen Trainings-

oder Sportarten. Sie können nur eins falsch machen: gar nicht erst mit dem Training zu beginnen.

Mythen über Krafttraining

Als Sportmediziner beschäftige ich mich auch mit den aktuellen sportwissenschaftlichen Erkenntnissen, die in das Training einfließen. Dabei kommt es immer wieder zu Behauptungen und weitverbreiteten Missverständnissen, die einer Aufklärung bedürfen.

Mythos 1: Je mehr, desto besser

Viele glauben, es sei umso besser, je mehr Muskeltraining sie durchführen und je länger das Training dauert. Muskeln sind das effektivste Mittel, um Fett zu verbrennen. Deshalb sollten sie trainiert werden – ohne dabei jedoch das Muskelwachstum durch falsche Ernährung oder Überforderung zu gefährden. Übertraining und einseitige Ernährung sind die Hauptfallen, in die Anfänger, aber auch erfahrene Sportlerinnen und Sportler tappen, wenn es darum geht, das Training effektiv zu gestalten. Da eine Vielzahl unterschiedlicher Faktoren, darunter etwa Trainingsintensität, Trainingshäufigkeit, Trainingsdauer, Schlafqualität, Regeneration, Veranlagung, Ernährung und noch einiges mehr, eine Rolle bei der Frage spielen, wie viel trainiert werden sollte, kann man diese nur individuell beantworten. Signale für ein Übertraining sind:

- Ab einem gewissen Punkt keine erkennbaren Fortschritte mehr
- Chronische Erschöpfung und Müdigkeit
- Häufige Verletzungen
- Erhöhte Herzfrequenz im Ruhezustand

Stellen Sie diese Anzeichen an sich fest, sollten Sie die Trainingsintensität, die Häufigkeit des Trainings und die Trainingsdauer unbedingt anpassen.

Mythos 2: Durch Krafttraining nimmt man zu, durch Ausdauertraining ab

Viele setzen den Zuwachs an Muskelmasse beim Krafttraining mit Gewichtszunahme gleich und sorgen sich, dass sie zu viel Muskelmasse aufbauen und damit auch schwerer werden, wo sie doch eigentlich abnehmen wollen. Dazu lässt sich sagen: Es ist ganz normal, dass in den ersten Wochen eines Krafttrainings die Trainierenden kräftiger werden. Der Grund dafür liegt in der besseren Versorgung der Muskulatur. Die plötzlich zunehmende Kraft ist überwiegend nicht auf mehr Muskelmasse, sondern auf die neurologische Gewöhnung des Gehirns an neue Bewegungen zurückzuführen. Die Sorge, praktisch »aus Versehen« muskulöser zu werden, als man möchte, oder unkontrolliert an Muskelmasse und Gewicht zuzunehmen, ist daher völlig unbegründet.

Für die Regulierung des Körpergewichts ist als Hauptfaktor die Kalorienzufuhr entscheidend. Ein moderates Work-out wie Aerobic erhöht den Kalorienverbrauch leicht, baut aber kaum Muskeln auf. Ohne Krafttraining verzichten Sie auf das beste Mittel zur Fettverbrennung: mehr Muskeln! Wenn Sie zunehmen möchten, erhöhen Sie Ihre Kalorienzufuhr und bauen Muskeln durch Krafttraining auf. Wenn Sie abnehmen möchten, reduzieren Sie Ihre Kalorienzufuhr und erhöhen durch Muskelaufbau Ihren Grundumsatz. Bei beiden Zielen dient sinnvolles Krafttraining als Katalysator!

Aber Vorsicht! Ein Fettabbau kann nur in allen Körperregionen gleichzeitig erreicht werden. Ein paar Sit-ups pro Tag werden das unerwünschte Bauchfett nicht schmelzen lassen. Dafür müssen Sie mehr Kalorien verbrennen, als Sie zu sich nehmen. Und am effektivsten ist der Kalorienverbrauch nicht beim Ausdauertraining, sondern beim Krafttraining und damit beim Muskelaufbau. So kann zum Beispiel durch konsequentes Training von Schultern und Oberschenkeln genauso viel oder vielleicht sogar etwas mehr Fett am Bauch abgebaut werden als durch Sit-ups. Ein isoliertes Bauchtraining würde zwar die Bauchmuskulatur stärken, das Bauchfett jedoch nur weiter nach vorn schieben, ohne dass Ihre Muskeln sichtbarer würden. Und die Menge an Fett, die in den einzelnen Körperregionen abgebaut werden kann, ist genetisch festgelegt.

Mythos 3: Werden Muskeln nicht trainiert, verwandeln sie sich in Fett

Muskelzellen und Fettzellen haben unterschiedliche Funktionen und sind getrennt voneinander zu betrachten. Die einen werden sich nie in die anderen verwandeln. Kommt es dazu, dass jemand, der zuvor muskulös und kräftig war, nun übergewichtig und »weicher« wird, liegt das nicht an einer Funktionsänderung der Zellen, sondern daran, dass der Kalorienverbrauch nicht mehr höher ist als die Kalorienzufuhr. Und das über einen relativ langen Zeitraum. Es gibt keine Umwandlung von Muskeln zu Fett, aber einen Abbau von Muskelmasse und eine Zunahme an Körperfett. Ein ausgewogenes Krafttraining, unterstützt durch die richtige Ernährung, wird Ihnen dabei helfen, Kraft, also Muskeln, auf- und Fett abzubauen.

Mythos 4: Frauen sollten anders trainieren als Männer

Die meisten Frauen wollen durch Training nicht erreichen, eine breite Brust und kräftige Arme zu bekommen; sie wünschen sich einen gut proportionierten und festen Körper, vor allem an Bauch, Gesäß und Beinen. Dies ist mit zunehmendem Alter leider immer schwieriger zu erreichen. Auf jeden Fall sollten sie dabei jedoch dasselbe trainieren wie Männer, die breiter werden wollen. Beide Geschlechter bauen Muskeln und Fett auf dieselbe Weise auf und ab. Es gibt keinen Grund, nur wegen des Geschlechts anders zu trainieren, vor allem im Hinblick auf Kräftigungsübungen. Ein weitverbreitetes Missverständnis ist, dass Frauen durch Krafttraining massig werden. Beim Training vernachlässigen Frauen im Unterschied zu Männern eher die Arme. Es ist unmöglich, dass eine Frau durch reines Training des Oberkörpers und ohne Zufuhr von (illegalen und/oder gesundheitsgefährdenden) Substanzen dicke und muskulöse Arme bekommt. Die Muskeln von Männern und Frauen sind identisch, nur durch die Größe unterscheiden sie sich.

Ein Training für den Oberkörper würde bei Frauen auch den Bauch und das Gesäß straffer machen, da die gesamte Muskelmasse erhöht wird. Muskeln aufzubauen und sie zu erhalten, ist der einfachste und effektivste Weg, um Fett und Kalorien zu verbrennen. Männern wird oft fälschlicherweise eingeredet, sie sollten Bankdrücken und Latziehen oder andere Übungen an Geräten isoliert im Fitnessstudio absolvieren. Diese Übungen sind aber nicht funktionell und erzielen bei Weitem nicht so gute Ergebnisse wie ein vielseitiges Training mit dem eigenen Körpergewicht.

Mythos 5: Man muss jeden Tag trainieren, um Fortschritte zu machen

Nein, Erfolge sind auch mit zwei- bis dreimal Training pro Woche möglich. Die Regeneration ist wichtig für den Muskelaufbau und die Gesundheit. Man braucht Geduld, und es wird dauern, bis man auch äußerlich etwas spürt und verändert. Denn das Muskelwachstum findet nicht während des Trainings statt, sondern in den Erholungsphasen zwischen den einzelnen Trainingseinheiten. Auf längere Sicht sind Regenerationsphasen oder andere Trainingsschwerpunkte sehr wichtig für die Erholung.

Mythos 6: Krafttraining macht unbeweglich und langsam

Muskelwachstum ist ein langsamer Prozess, besonders ohne gezieltes Training. Richtig ausgeführtes Krafttraining verbessert sogar die Beweglichkeit und macht stärker und schneller – vor allem dann, wenn die Übungen mit vollem Bewegungsumfang durchgeführt werden.

Mythos 7: Ich bin zu alt, um noch mit Krafttraining anzufangen

Bewiesenermaßen lässt die Hormonproduktion im Laufe der Jahrzehnte nach, und der gesamte Stoffwechsel verlangsamt sich. Die Auswirkung auf die Muskulatur zeigt sich in einem langsameren Aufbau. Aber genau deshalb sollte auch im fortgeschrittenen Alter trainiert werden. Mit einem gewissen Maß und Ziel ist ein nachhaltiges Krafttraining wichtig für die Schonung der Gelenke und Stärkung der Knochen. Der körperliche Abbauprozess verzögert sich, und das Sturzrisiko im Alter sinkt deutlich. Somit kommt es insgesamt zu einer Verbesserung der Lebensqualität.

Mythos 8: Krafttraining ist schlecht für die Gelenke

Richtig ausgeführte Kräftigungsübungen stärken sogar das Gewebe, das die Gelenke umgibt, also Muskeln, Sehnen, Bänder, Gelenkkapseln und Faszien. Verletzungen entstehen wenn überhaupt nur durch eine schlechte Technik oder Überlastung.

KAPITEL 2

RUND UM DIE MUSKELN

Um zu verstehen, warum Krafttraining ohne Geräte wirkt, sollten wir uns mit dem Basiswissen rund um Muskeln und Faszien auseinandersetzen. Welche Aufgaben haben die Muskeln in unserem Körper eigentlich? Wie wirken die Faszien auf unsere Schmerzfreiheit ein? Und was tun, wenn Muskeln schmerzen?

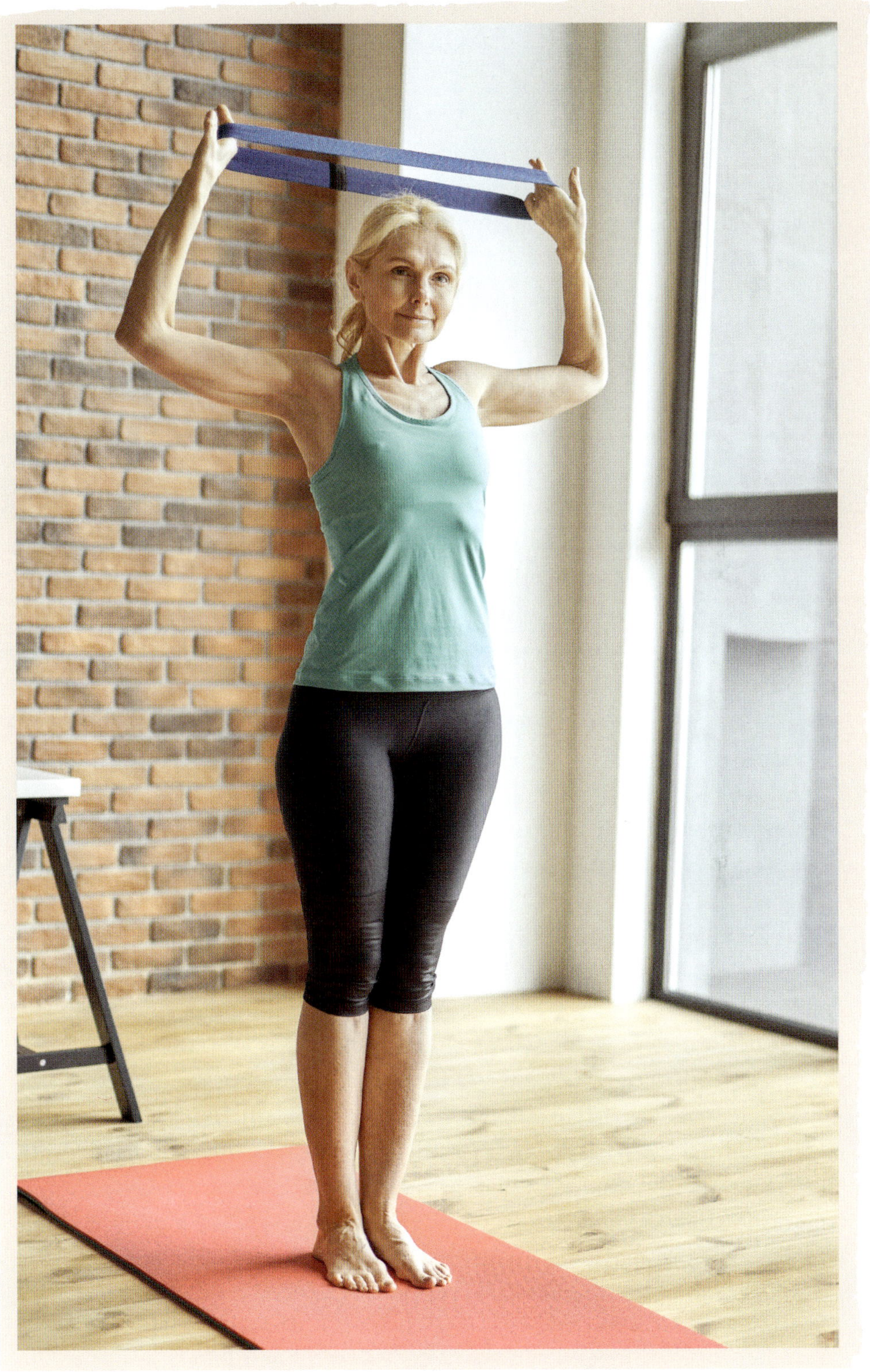

Was machen die Muskeln?

Muskeln sind viel mehr als nur Kraftpakete oder äußere Symbolträger von Fitness. Sie erfüllen zentrale Aufgaben im gesamten Bewegungsapparat und sind wichtig für das innere Gleichgewicht unseres Körpers. Ohne sie könnten wir nicht gehen, stehen, greifen, sprechen oder atmen.

Muskeln übernehmen zentrale Funktionen in unserem Körper. Einerseits ermöglichen sie es uns, aktive Bewegungen auszuführen, andererseits haben sie darüber hinaus noch andere wichtige Aufgaben, die sie meist unbemerkt, aber ausgesprochen effizient für uns erfüllen:

- Muskeln helfen, unseren Körper aufrecht zu halten.
- Muskeln schützen die inneren Organe.
- Durch Muskelkontraktion (Anspannen/Zusammenziehen) wird Wärme für den gesamten Körper produziert.
- Muskeln helfen beim Regulieren der Körpertemperatur.
- Muskeln ermöglichen die Bewegung der Gelenke, der Wirbelsäule und der Knochen.
- Muskeln beeinflussen den Stoffwechsel, indem sie Energie für die Bewegung bereitstellen.
- Muskeln produzieren wichtige Botenstoffe und fördern auf diese Weise die Immunabwehr.
- Muskeln regulieren die Gehirnfunktion.

Ein weiteres faszinierendes Merkmal der Muskulatur ist ihre Fähigkeit zur Regeneration. Muskelzellen besitzen sogenannte Satellitenzellen – eine Art Stammzellen –, die bei Verletzungen aktiviert werden und zur Heilung und Anpassung beitragen. Sie dienen der Muskulatur als Notfallzellen und werden dann benötigt, wenn Muskeln repariert werden müssen. Aber dies ist auch die biologische Grundlage für Muskelwachstum nach dem Training, da ein erhöhter Zellbedarf durch das Training entsteht. Darüber hinaus beeinflussen Muskeln die Körperhaltung: Eine schwache Rumpfmuskulatur begünstigt Fehlhaltungen wie einen Rundrücken oder ein Hohlkreuz. Ein gezieltes Training stärkt die aufrichtenden Muskeln und unterstützt eine gesunde Haltung im Alltag.

Wichtig für Psyche und Hormone

Ein vernachlässigter Aspekt ist auch die Rolle, die die Muskulatur für unser psychisches Wohlbefinden spielt. Studien belegen, dass regelmäßiges Muskeltraining die Ausschüttung von Serotonin, Dopamin und Endorphinen fördert – allesamt Neurotransmitter, die unsere Stimmung heben können. Das erklärt, warum körperlich aktive Menschen oft weniger an Depressionen und Angstzuständen leiden.

Darüber hinaus wirken Muskeln auf hormoneller Ebene. Bei körperlicher Aktivität werden Botenstoffe freigesetzt – sogenannte Myokine. Diese wirken entzündungshemmend, fördern die Durchblutung und können sogar das Immunsystem positiv beeinflussen. Muskeln sind somit nicht nur mechanisch aktiv, sondern auch ein endokrines Organ. Sie kommunizieren mit Leber, Fettgewebe, Gehirn und Herz und beeinflussen damit auch langfristig unsere Gesundheit.

Muskeln bekommen dadurch einen Einflussfaktor auf unsere Lebensqualität, auch in fortgeschrittenem Alter. Denn sie wirken nicht nur auf das Herz-Kreislauf-System ein, sondern eben auch auf den Bewegungsapparat. Und all das trägt zu einem langen und gesunden Leben bei. Dafür hat sich bereits ein eigener Begriff etabliert.

Muskeln und Longevity

Bevor wir in den Aufbau der Muskeln einsteigen, möchte ich Sie noch auf einen Begriff aufmerksam machen, der derzeit in aller Munde ist: Longevity. Generell die Lebenszeit zu verlängern, ist das eine, während der Lebensspanne und vor allem in der zweiten Lebenshälfte aber die Lebensqualität zu erhalten oder gar zu verbessern, das andere.

Der Begriff »Longevity« ist kein moderner Ausdruck, es gibt ihn schon seit etwa 2000 Jahren. Ursprünglich kommt er vom lateinischen *longaevitas,* was mit »langes Leben«, »Langlebigkeit« oder »hohes Alter« übersetzt werden kann. In der modernen Medizin dreht sich oft alles nur um Krankheiten und Operationen, dabei wäre eigentlich die Erhaltung der Gesundheit das höchste Gut und auch für unser Gesundheitssystem ökonomisch gesehen von unvorstellbarer Bedeutung. Die moderne Longevity-Forschung hat nun herausgefunden, dass nur 10 bis 30 Prozent unseres Alterungsprozesses und damit unserer Gesundheitsspanne genetisch bedingt sind. 70 bis 90 Prozent machen unser Lebensstil aus. Dabei spielen etwa Ernährung, Glück und einen Sinn im Leben zu finden eine entscheidende Rolle. Aber als einer der wichtigsten Eckpfeiler wird oft die Bewegung genannt. Denn auf der einen Seite können wir durch Anpassung unserer Lebensumstände die Lebensspanne verlängern, andererseits aber auch gleichzeitig die Lebensqualität anheben. Je älter wir werden, desto mehr gewinnt auch die Qualität des Lebens, das, was wir noch tun können und wollen, an Bedeutung.

Sinnvolle, moderate, aber regelmäßige Bewegung ist dabei entscheidend wichtig. Sie minimiert nicht nur das Risiko, an Herz-Kreislauf-Störungen zu erkranken oder gar daran zu sterben, regelmäßige Bewegung führt auch zu einem gesunden und schmerzfreien Bewegungsapparat.

Was regelmäßige und sinnvolle Bewegung bewirkt

Bewegung wirkt im Grunde auf allen Ebenen positiv und ist unerlässlicher Partner für ein gesundes Leben in Wohlbefinden. Sinnvolle und regelmäßige Bewegung wirkt vor allem in diesen Bereichen positiv:

- Knochen, Knorpel und Gelenke: Der Knochen- und Knorpelabbau verlangsamt sich, der Gelenkverschleiß setzt später oder nicht in dem Ausmaß ein und das Risiko für Osteoporose und damit Knochenbrüche sinkt.
- Faszien, Muskeln, Sehnen und Bänder: Kräftige Muskeln sind auch im fortgeschrittenen Alter möglich und schützen die Ge-

lenke; sie regen den Organismus durch eine vermehrte Durchblutung an.

- Immun- und Hormonsystem: Die bereits erwähnten Myokine, hormonähnliche Botenstoffe, werden freigesetzt und hemmen die Entzündungsaktivität im Körper. Zudem stärkt Bewegung das Immunsystem.
- Herz-Kreislauf-System: Das Risiko für Bluthochdruck kann verringert werden, wodurch schwere Erkrankungen wie Herzinfarkte, Schlaganfälle oder Herzrhythmusstörungen weniger wahrscheinlich werden. Zusätzlich kommt es zu weniger Gefäßverstopfungen (Arteriosklerose), die ebenso diese Herz-Kreislauf-Erkrankungen auslösen können.
- Stoffwechsel: Bewegung führt zu einem deutlich reduzierten Risiko für Diabetes und Übergewicht.
- Gehirn: Bei aktiven Menschen sinkt das Risiko, an Demenz zu erkranken, deutlich. Bewegung regt auch die Gehirnaktivität an und stärkt das Gedächtnis sowie die Konzentrationsfähigkeit.
- Psyche und Gemüt: Bewegung fördert die Widerstandsfähigkeit und ermöglicht ein leichteres Loslassen von den Belastungen des Alltags. Sie verbessert insgesamt die Grundstimmung. Bewegung ist ein natürliches Antidepressivum!
- Schmerzfreiheit: Aktive Menschen leiden weit weniger an Schmerzen im Bewegungsapparat.
- Krebserkrankungen: Regelmäßige, sinnvolle Bewegung bedeutet auch ein geringeres Krebsrisiko, vor allem bezüglich Darm-, Brust- und Prostatakrebs, den häufigsten Krebsformen.
- Soziale Kontakte: Sie werden durch Bewegung intensiviert und gefördert.
- Schlaf: Wer sich regelmäßig bewegt, leidet deutlich weniger an Ein- und Durchschlafstörungen.

Der Aufbau der Muskeln

Muskeln sind aus Muskelfasern aufgebaut, die wiederum aus Muskelfibrillen (Myofibrillen) bestehen. Die Muskelfibrillen sind durch Sarkomere geordnet, die sich aus Myosin- und Aktinfilamenten (das sind Eiweißstoffe) zusammensetzen. Diese Filamente ermöglichen die Kontraktion und Relaxation der Muskeln, also das Zusammenziehen und Entspannen. Ausgelöst werden die Kontraktionen der Muskeln durch Impulse des Nervensystems, die bis zu den Muskeln reichen.

Ein Muskel agiert nie allein und losgelöst von anderen Muskeln oder Strukturen in unserem Bewegungsapparat. Muskelarbeit und Bewegung ist immer Teamwork! Über das zugehörige Bindegewebe, also die Faszien, üben Muskeln Zug- und Druckbewegungen auf die Knochen und Gelenke aus. Dies passiert über die Sehnen, die eine direkte Verbindung der Muskeln zu den Knochen darstellen.

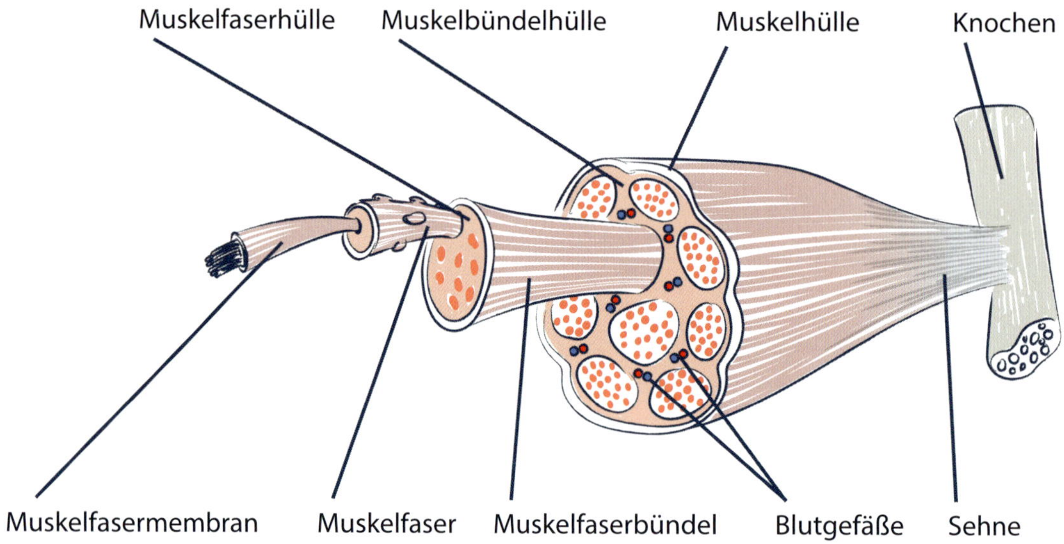

Aufbau eines Skelettmuskels mit den wichtigsten Bestandteilen und Faszienschichten (Hüllen). In der Muskelfasermembran findet die Reizweiterleitung und Muskelkontraktion statt.

Anspannung und Entspannung, also Kontraktion und Relaxation, müssen exakt aufeinander abgestimmt sein, damit eine harmonische Bewegung ausgeführt werden kann. Das gesamte Muskel-Faszien-Sehnen-System durchzieht den ganzen Körper und sorgt dafür, dass Bewegungen überhaupt möglich sind, Kräfte absorbiert werden und Aktionen reibungslos ablaufen können.

Muskeln bewegen uns deshalb nicht nur, sie sind auch wichtige Verbündete, damit wir körperliche Tätigkeiten und Leistungen vollbringen können. Ohne Muskeln und Faszien gäbe es keine Bewegung, es gäbe keine Aktivität und auch keine Fettverbrennung, da die Muskeln das größte Stoffwechselorgan in unserem Körper sind.

Die Muskeln bewegen die etwa 220 gelenkigen Verbindungen des menschlichen Skeletts. Der menschliche Körper verfügt über rund 640 Muskeln, die zusammen fast die Hälfte des Körpergewichts ausmachen. Sie sind in Größe, Form und Anordnung der Fasern unterschiedlich strukturiert. Einige Muskeln sind sehr lang, beispielsweise der Schneidermuskel mit einer Länge von rund 40 Zentimetern. Andere sind sehr kräftig, beispielsweise der Gesäßmuskel, den wir permanent benötigen. Andere sind wiederum sehr breit und flächig, beispielsweise der breite Rückenmuskel *(Latissimus dorsi)*.

Die verschiedenen Muskeltypen

Es gibt drei Haupttypen von Muskelgewebe: die sogenannte quer gestreifte Muskulatur, auch Skelettmuskulatur genannt, die glatte Muskulatur und die Herzmuskulatur.

Quer gestreifte Muskulatur (Skelettmuskulatur)

Diese Muskulatur ist an Knochen und anderen Strukturen befestigt und ermöglicht willkürliche Bewegungen wie Gehen, Laufen oder beispielsweise auch Winken. Sie ist quer gestreift, was man unter dem Mikroskop erkennen kann. Die Skelettmuskulatur wird von Nerven gesteuert, die willkürlich oder unwillkürlich (etwa bei einem Muskelkrampf) Impulse übermitteln. Sie macht den größten Teil unserer Muskulatur aus. Da sie auch willentlich steuerbar ist, ermöglicht sie alle bewussten Bewegungen. Was die Skelettmuskulatur besonders macht, ist ihre Plastizität – die Fähigkeit, sich an die Anforderungen ihres Trägers anzupassen. Ein Mensch, der viel sitzt, wird andere muskuläre Schwerpunkte entwickeln als jemand, der regelmäßig Sport treibt oder körperlich schwer arbeitet. Diese Anpassung ist oft funktional – aber nicht immer gesund. Wer etwa lange im Sitzen arbeitet, neigt zu verkürzten Hüftbeugern, einer geschwächten Gesäßmuskulatur und Überbelastungen im Lendenbereich. Für das Training in diesem Buch ist vor allem die Skelettmuskulatur von Bedeutung, da sie direkt durch gezielte Übungen stimuliert werden kann.

Glatte Muskulatur

Diese Muskulatur befindet sich in den Wänden von Hohlorganen wie zum Beispiel Magen, Darm, Blutgefäßen und Atemwegen. Sie ist für nicht willkürliche Bewegungen zuständig, beispielsweise für die Verdauung, die Anpassung der Blutgefäße oder auch die Wehen bei der Geburt. Die Kontraktion der glatten Muskulatur geht in der Regel langsam und kontinuierlich vonstatten.

Herzmuskulatur

Diese Muskulatur ist nur im Herzen zu finden. Sie ist für die Kontraktion des Organs und das Pumpen des Blutes durch den Körper zuständig. Ihre spezielle Struktur ähnelt der Skelettmuskulatur, besitzt aber einige Besonderheiten, die eine kontinuierliche und rhythmische Kontraktion ermöglichen. Die Herzmuskulatur ist unwillkürlich gesteuert und arbeitet unermüdlich. Man kann auch sagen, die Muskulatur ist autonom tätig, also unabhängig

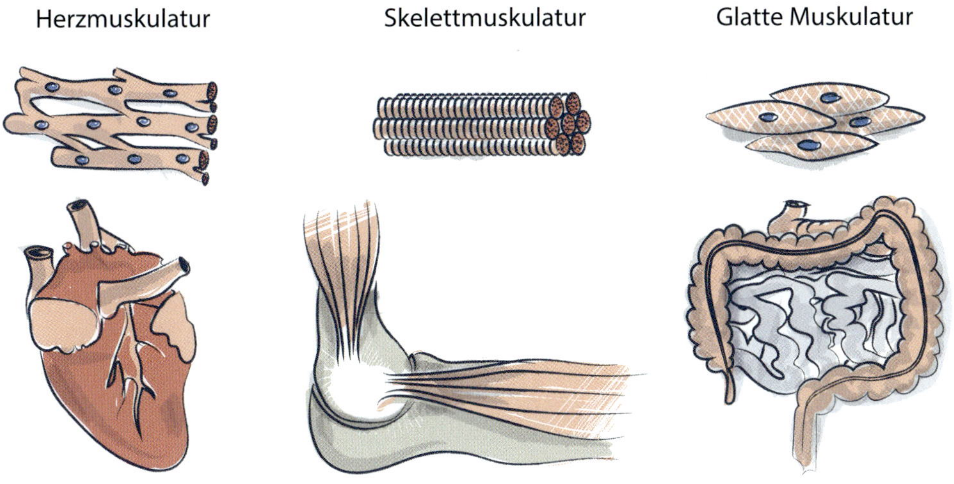

Die drei verschiedenen Muskeltypen und die jeweiligen Regionen, in denen sie zu finden sind.

von unserem Willen, wobei das Herz durchschnittlich 100 000-mal am Tag schlägt. Auch auf diese Muskulatur wirkt sich Training positiv aus – vor allem durch Ausdauerreize, die die Schlagkraft und die Effizienz des Herzens erhöhen.

Jeder dieser Muskeltypen ist in seiner Funktionsweise einzigartig. Die Skelettmuskulatur kann durch Training in ihrer Leistungsfähigkeit gesteigert werden, während die Herzmuskulatur durch regelmäßiges Ausdauertraining ökonomischer arbeitet. Die glatte Muskulatur reagiert eher auf äußere Einflüsse wie Stress, Ernährung oder das vegetative Nervensystem. Ein ganzheitlicher Trainingsansatz berücksichtigt indirekt auch diese Muskelgruppen, etwa durch Atemtechniken oder bewusste Entspannung.

Die Muskeln und ihre Fasern

Muskelfasern stellen die grundlegenden Bausteine der Skelettmuskulatur dar; die spindelförmigen Zellen können mehrere Zentimeter lang und zwischen 10 und 100 Mikrometer dick sein (siehe die Abbildung auf S. 24).

Der Kontraktionsmechanismus (Anspannung/Verkürzung) in Muskelfasern basiert auf dem Zusammenspiel von Aktin und Myosin; bei diesen Filamenten handelt es sich um fadenförmige Proteine. Durch einen komplexen Mechanismus ermöglichen sie es den Muskeln, schnell und präzise auf Nervenimpulse zu reagieren und Kraft zu entwickeln. Das Verständnis dieser Vorgänge ist wichtig für die Optimierung des Krafttrainings und die Verbesserung der sportlichen Leistung.

Neuromuskuläre Effizienz

Unter neuromuskulärer Effizienz versteht man die Fähigkeit, möglichst viele Muskelfasern schnell und effizient zu aktivieren. Hochtrainierte Personen können in kürzester Zeit mehr Fasern rekrutieren – ein Effekt, der sowohl durch Techniktraining als auch durch Maximalkraftreize geschult wird.

Die Anpassungen betreffen dabei nicht nur die Fasern selbst, sondern auch das Gewebe, das sie umgibt. Die Kapillardichte nimmt zu, der Sauerstofftransport wird effizienter und die Energiegewinnung in der Zelle verbessert

Die verschiedenen Muskelfasertypen

- Typ I (Slow-Twitch-Fasern): Diese Fasern sind ausdauernd und langsam kontrahierend. Sie eignen sich gut für Ausdauersportarten und ermüden weniger schnell.
- Typ IIa (Fast-Twitch-Fasern): Diese Fasern sind sowohl ausdauernd als auch kraftvoll. Sie sind für Ausdauer- und Kraftsportarten geeignet.
- Typ IIx (Super-Fast-Twitch-Fasern): Diese Fasern sind schnell und kraftvoll, ermüden aber rasch. Sie eignen sich gut für explosive Bewegungen und kurze, intensive Belastungen.

sich. Gleichzeitig erhöht sich die Fähigkeit, Stoffwechselendprodukte wie beispielsweise Laktat schneller abzubauen – ein Schlüssel für eine bessere Leistungsfähigkeit.

Die Leistungsfähigkeit unserer Muskeln wird durch ihre Fasertypen bestimmt. Jeder Muskel besteht aus einem individuellen Mix verschiedener Fasertypen, dessen Zusammensetzung zwar genetisch vorgegeben, aber durch Training modifizierbar ist.

Typ I: Slow-Twitch-Fasern

Slow-Twitch-Fasern, die auch als rote Muskelfasern bezeichnet werden, sind die Ausdauerspezialisten. Sie ziehen sich langsam zusammen (Kontraktion), ermüden aber auch nur ausgesprochen langsam. Aus diesem Grund sind sie optimal für Ausdauersportarten wie lange Läufe (Marathonläufe) oder Radfahren geeignet.

Dank ihres hohen Myoglobin- und Mitochondriengehalts haben Typ-I-Fasern eine rötliche Farbe. Sie sind stark durchblutet, was ihre Ausdauerfähigkeit zusätzlich unterstützt. Im Körper finden sich diese Fasern beispielsweise im Zwerchfell und in den äußeren Augenmuskeln, da diese ständig aktiv sein müssen.

Typ IIa: Fast-Twitch-Fasern

Typ-IIa-Fasern sind die Alleskönner unter den Muskelfasern. Sie werden auch intermediäre Fasern genannt, da sie einige Merkmale der anderen beiden Fasertypen vereinen. Sie kontrahieren schneller als die Slow-Twitch-Fasern, weshalb sie sowohl bei Ausdauer- als auch bei Kraftleistungen eingesetzt werden können. Und sie ermüden langsamer als die Super-Fast-Twitch-Fasern (Typ-IIx-Fasern), weshalb sie besonders gut für mittlere Ausdauersportarten wie Klettern oder Schwimmen geeignet sind.

Typ IIx: Super-Fast-Twitch-Fasern

Super-Fast-Twitch-Fasern, auch als weiße Muskelfasern bekannt, sind die Turbomotoren in unserem Körper. Sie kontrahieren am schnellsten und kraftvollsten, ermüden aber auch am raschsten. Sie können enorme Kräfte entfalten, allerdings eben nur für sehr kurze Zeit. Diese Fasern eignen sich ideal für explosive Bewegungen und kurze, intensive Belastungen wie beim Gewichtheben oder Sprinten.

Typ-IIx-Fasern haben einen niedrigen Gehalt an Mitochondrien und Myoglobin, weshalb sie eben auch als weiße Fasern bezeichnet werden. Da sie nicht so gut durchblutet sind, werden sie schlechter mit Nährstoffen versorgt. Deshalb ermüden sie auch schneller als die roten Muskelfasern.

Für höhere Belastungen, im Sport oder auch im Alltag, müssen sie konsequent trainiert werden, damit sie sich vergrößern. Nur dann können sie auch tatsächlich mehr leisten. Deshalb ist es wichtig, im Training bewusst auch höhere Belastungsreize zu setzen.

Verteilung und Umwandlung der Fasern

Die Verteilung der unterschiedlichen Muskelfasertypen in unserem Körper ist zwar genetisch bedingt, kann aber durch Training beeinflusst werden. Ein durchschnittlicher gesunder Erwachsener hat in etwa gleich viele langsame wie schnelle Fasern, beispielsweise im vorderen Oberschenkelmuskel. Allerdings gibt es große individuelle Unterschiede. So kann der Anteil an langsamen Fasern im Oberschenkelmuskel von nur 19 Prozent bis zu bemerkenswerten 95 Prozent reichen.*

Interessanterweise haben Ausdauersportler wie Marathonläufer oft einen höheren Anteil an Typ-I-Fasern, während Kraftsportler wie Sprinter mehr

* https://www.dshs-koeln.de/fileadmin/redaktion/Institute/Biochemie/PDF/SdW-muskeln-gene-leistungssport.pdf.

Typ-II-Fasern aufweisen. Diese Verteilung kann sich durch intensives Training verändern. Besonders die gegenseitige Umwandlung der beiden schnellen Muskelfasertypen – IIa und IIx – erfolgt je nach körperlicher Aktivität, aber auch genetischer Prädisposition.

Dieser Prozess wird auch als Muskelfaser-Switch bezeichnet. Dabei ist es wichtig zu verstehen, dass nicht alle Umwandlungen gleich wahrscheinlich sind. Die Anhäufung von Typ-I-Fasern durch Ausdauersport ist eine typische Anpassung durch langjähriges Training. Dabei kommt es zu einer Verschiebung beziehungsweise Umwandlung von schnelleren Typ-IIa- oder Typ-IIx-Fasern in Typ-I-Fasern.* Andersherum ist eine Umwandlung von langsamen in schnelle Muskelfasern, beispielsweise durch das langjährige Training eines 100-Meter-Sprinters, nicht oder nur in sehr geringem Maße möglich.**

Die Umwandlung zwischen den schnellen Muskelfasertypen IIa und IIx ist flexibler und kann durch gezieltes Training beeinflusst werden. Wenn Sie ein Krafttraining über mindestens vier Wochen durchführen, können sich sogar alle schnellen Muskelfasern in mittelschnelle Fasern umwandeln. Diese Anpassung ermöglicht es Ihnen, sowohl Kraft als auch eine gewisse Ausdauer zu entwickeln.

Es ist wichtig zu verstehen, dass alle drei Muskelfasertypen in unserem Körper vorhanden sind. Dabei hat jeder Typ seine spezifischen Vor- und Nachteile. Durch gezieltes Training kann für eine gewählte Sportart ein optimaler Muskelfasertyp gefördert und die Leistung verbessert werden. Egal ob Sie Ausdauersportler, Kraftsportler oder irgendwo dazwischen sind – das Wissen um die Muskelfasern kann Ihnen helfen, Ihr Training zu optimieren und mögliche sportliche Ziele zu erreichen.

Muskelfasern sind also keine starren Strukturen, sondern können sich an die Anforderungen anpassen, die durch ein Training gestellt werden. Diese

---

* Brandes, R., Lang, F., Schmidt, R. F. (2019), *Physiologie des Menschen. Mit Pathophysiologie.* Berlin: Springer.
** Weineck, J. (2010), *Sportbiologie.* Balingen: Spitta.

Anpassungsfähigkeit ist eine herausragende Leistung der Skelettmuskulatur und ermöglicht es, sportliche Leistungen zu verbessern.

Der Einfluss der Muskelfasern auf die sportliche Leistungsfähigkeit

Die Zusammensetzung der Muskelfasern hat einen entscheidenden Einfluss auf die sportliche Leistungsfähigkeit. Je nachdem, welcher Muskelfasertyp bei Ihnen vorherrschend ist, können Sie in bestimmten Sportarten besonders gut abschneiden. Bestimmt ist Ihnen schon aufgefallen, ob Sie sich eher leichter tun mit Ausdauersportarten wie Joggen oder Radfahren und diese relativ mühelos bei mittlerer Belastung durchführen können oder ob Sie eher der kräftige und explosive Typ sind, der sich mit einem höheren Krafteinsatz oder Schnelligkeit leichter tut.

Nicht vergessen darf man in diesem Zusammenhang, dass es natürlich zahlreiche Sportarten gibt, bei denen beide Qualitäten ähnlich gefordert und damit auch gefördert werden. Ich denke da zum Beispiel an Tennis, das ich selbst mit großer Begeisterung spiele. Spezifische Ausdauertypen werden lange Ballwechsel über mehrere Stunden relativ problemlos spielen können, jedoch vielleicht in puncto Schnelligkeit oder kraftvolle Schläge im Nachteil sein. Dagegen werden Spieler mit einem hohen Kraftpotenzial vielleicht flotte Auf- und Grundschläge fabrizieren können, sich aber nicht allzu gern in lange Ballwechsel verstricken wollen. Beide Qualitäten werden beispielsweise beim Tennis in etwa gleich stark benötigt und damit auch trainiert.

Seien Sie geduldig

Die Anpassung der Muskelfasern an das Training erfolgt nicht über Nacht. Es braucht Zeit und Konsequenz, um signifikante Veränderungen feststellen zu können. Nach etwa drei bis vier Wochen sollten die ersten Erfolge spürbar sein.

In den in diesem Buch vorgestellten Kraftausdauerübungen sprechen wir im Grunde alle Muskelfasertypen des Körpers an. Insbesondere die Hybridfasern Typ IIa reagieren wunderbar auf Krafttraining mit dem eigenen Körpergewicht ohne Geräte.

Muskeln und Faszien – ein kongeniales Zusammenspiel

Ein Skelettmuskel besitzt zahlreiche Anteile aus Bindegewebe. Dieser Begriff wird heute weniger oft verwendet, meist spricht man von Fasziengewebe. Die beiden Begriffe sind synonym. Dieses Gewebe, das Muskeln einerseits durchzieht und andererseits umhüllt, fungiert sowohl als Kraftüberträger als auch als Kommunikator im Körper.

Neben ihrer Rolle des Zusammenhalts und der Verbindung der Muskelfaserbündel wirken Faszien auch als Transporteure von Kraftaktivitäten und helfen, Übungen und Bewegungen richtig auszuführen. Somit sprechen wir auch aus wissenschaftlicher Sicht mittlerweile von myofaszialen Strukturen, also der Partnerschaft von Muskel- und Fasziengewebe. Speziell bei Ganzkörperübungen werden diese myofaszialen Strukturen mit aktiviert. Dies geschieht über Bahnen, die sich über den gesamten Körper erstrecken. Deswegen wirken Übungen immer auch auf andere Regionen ein. Die Stimulierung funktioniert tatsächlich vor allem über Übungen mit dem eigenen Körpergewicht ohne Geräte.

Die Forschung zeigt, dass Faszien nicht nur ein passives Bindegewebe, sondern aktiv an der Bewegung beteiligt sind. Sie speichern kinetische Energie und geben sie wieder frei – ähnlich wie eine gespannte Feder. Dies erklärt, warum Bewegungen flüssiger und leichter wirken, wenn die Faszien geschmeidig und gut durchfeuchtet sind. Umgekehrt kann ein vernachlässigtes Faszientraining zu Einschränkungen der Beweglichkeit und Schmerzen führen – vor allem in Regionen wie dem unteren Rücken, dem Nacken oder der Oberschenkelrückseite.

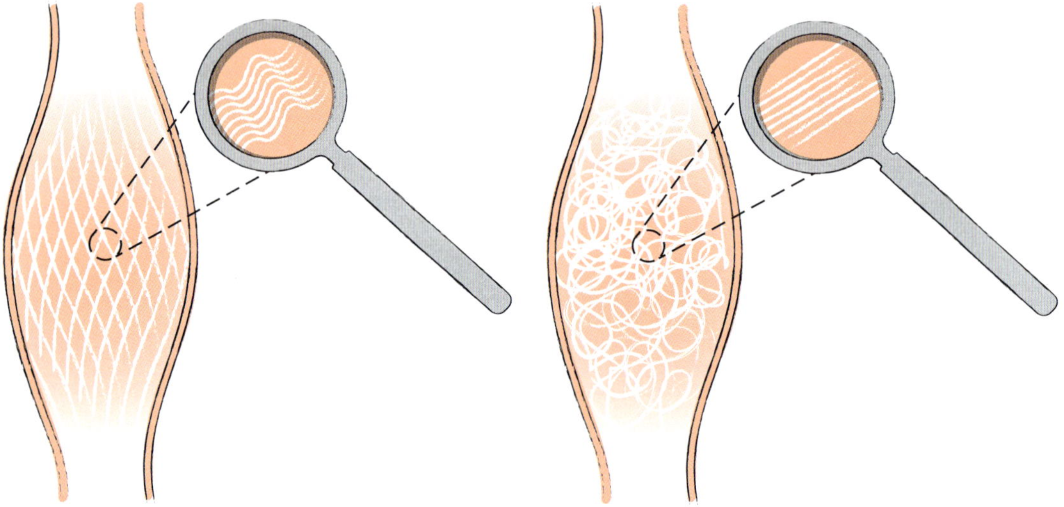

In den Bildern zeigt sich, wie sich das Fasziengewebe durch Bewegungsarmut oder Überlastung verändern kann. Gesunde Faszien, wie im Bild oben links, die in mehreren Schichten den gesamten Körper umgeben und auch unsere Muskeln und Organe auskleiden, haben die Qualität, durch ihr hohes Maß an Elastizität ihre Form bei Krafteinwirkungen kurzfristig verändern und anpassen zu können. Passiert diese Anpassung nicht, kommt es zu Verklebungen und Sprödigkeit, die die Grundlage für die Stimulation der Schmerzrezeptoren darstellen.

Faszien enthalten zahlreiche Rezeptoren für Spannung, Bewegung und Schmerz. Deshalb reagieren sie ausgesprochen sensibel auf Bewegungsmangel, Überlastung oder psychischen Stress. Faszien sind kollagenreiche Bindegewebsstrukturen, die wie bereits erwähnt wie ein Netz unseren gesamten Körper dreidimensional durchziehen. Sie umhüllen Muskeln, Organe, Nerven und Gefäße und sorgen für Schutz, Form und Gleitfähigkeit. Lange Zeit wurden sie im Training vernachlässigt, doch die neuere Forschung zeigt: Faszien sind ein aktives Organ, das auf Reize reagiert und die Bewegungsqualität entscheidend mitbestimmt.

Ich selbst behandle in meiner Arztpraxis manuell sehr viele Schmerzen und Beschwerden über die Faszien und kann aus eigener Erfahrung sagen,

Schmerz ist nicht gleich Schmerz

Muskelbeschwerden können viele Ursachen haben. Nicht jeder Schmerz ist ein Alarmsignal – doch einige Arten erfordern besondere Aufmerksamkeit.

- Muskelkater: Er ist typisch nach neuen oder sehr intensiven Belastungen, wird durch Mikrotraumata in den Muskelfasern verursacht, entsteht zeitverzögert (12 bis 48 Stunden) und ist harmlos. Leichte Bewegung und Wärme helfen bei der Regeneration.
- Muskelverhärtung: Hierbei handelt es sich um eine lokal spürbare Spannung im Muskel, der oft druckempfindlich ist. Die Muskelverhärtung entsteht durch Überlastung oder unzureichende Regeneration. Ziel hier ist es zu entlasten, zu lockern und für eine gute Durchblutung zu sorgen.
- Muskelzerrung: Bei ihr sind die Muskelfasern überdehnt, jedoch ohne strukturelle Schäden. Sie tritt oft bei abrupten Bewegungen auf und wird mit Kühlung, Schonung sowie sanftem Mobilisieren behandelt.
- Muskelfaserriss: Der teilweise Riss einzelner Fasern ist akut als stechender Schmerz spürbar und geht häufig mit einer Schwellung oder einem Hämatom (Bluterguss) einher. Hier ist eine medizinische Abklärung empfohlen. Eine Trainingspause bis zur Ausheilung des Risses ist ratsam.
- Muskelriss: Zum vollständigen Riss eines Muskels kommt es meist durch eine extreme Belastung oder Vorschädigung. Er geht mit einer sichtbaren Delle und einem Funktionsverlust einher und erfordert eine ärztliche Diagnose sowie je nach Schwere eine konservative oder operative Therapie.

Treten neue, stechende, asymmetrische oder chronische Schmerzen auf, konsultieren Sie bitte eine Ärztin oder einen Arzt. Bei Muskelkater und Verspannungen hingegen helfen Wärme, Bewegung und sanftes Dehnen.

dass ich noch in keinem anderen Bereich größere Behandlungserfolge, vor allem mittel- und langfristig, gesehen habe. Eine gelungene Behandlung von Schmerzen mit funktioneller Ursache, also aufgrund von Spannung im Muskel- und Fasziengewebe, kann aus meiner Sicht immer nur über die Spannungsreduktion, also den Spannungsabbau, in den Faszien erfolgen. Dafür stehen uns mittlerweile verschiedene Techniken, aber auch wunderbare Übungen zur Verfügung.

Muskelschmerzen – was nun?

Ein oft übersehener Aspekt bei Muskelbeschwerden ist die psychische Komponente. Chronische Verspannungen können durch Stress, Angst oder Überforderung entstehen. Besonders betroffen sind dabei Nacken-, Schulter-, Rücken- und Kiefermuskulatur.

Darüber hinaus stellt die Ernährung einen nicht zu unterschätzenden Einflussfaktor dar: Eine unzureichende Versorgung mit Magnesium, Kalium oder Vitamin D kann Muskelkrämpfe und erhöhte Reizbarkeit begünstigen. Wer regelmäßig trainiert, sollte deshalb auch auf eine ausgewogene Nährstoffversorgung achten.

Wichtig ist, den Unterschied zwischen trainingsbedingten und verletzungsbedingten Schmerzen zu kennen. Während ein Muskelkater oder leichte Verspannungen zur normalen Reaktion auf eine Belastung gehören, sollten stechende oder andauernde Schmerzen immer ärztlich abgeklärt werden. Ein strukturierter Trainingsaufbau hilft, Überlastung und Fehlbelastungen zu vermeiden und so Verletzungen vorzubeugen.

Muskeln sind Wunderwerke der Anpassung

Unsere Muskulatur ist ein intelligentes, dynamisches System. Sie reagiert auf Reize, sie schützt, stützt, trägt und bewegt. Ihre Zusammenarbeit mit den

Faszien macht sie zu einem hochkomplexen Netzwerk, das unseren Alltag prägt. Ob Kraft, Ausdauer, Flexibilität oder Regeneration – jeder Trainingsimpuls zählt. Wer seine Muskulatur pflegt, erhält sich Beweglichkeit, Vitalität und Lebensqualität.

Muskeln sind kein Privileg der Jugend, sondern ein Geschenk, das entsprechend behandelt werden will. Egal ob für mehr Stabilität, ein besseres Körpergefühl oder einfach ein aktives Leben: Ihr Muskel reagiert auf Sie. Sie entscheiden, ob er stärker, gesünder, funktioneller wird – oder schrumpft. Und das Beste: Es ist nie zu spät und liegt in Ihrer Hand.

KAPITEL 3

DAS TRAINING

In diesem Kapitel zeige ich Ihnen, was ein effektives und gesundes Training für Sie persönlich ausmacht. Sie lernen die wichtigsten Grundsätze kennen, wann Sie Ihre Muskulatur wie belasten sollen, wie Sie mit Schmerzen umgehen und wie Sie sich selbst sinnvolle Ziele setzen.

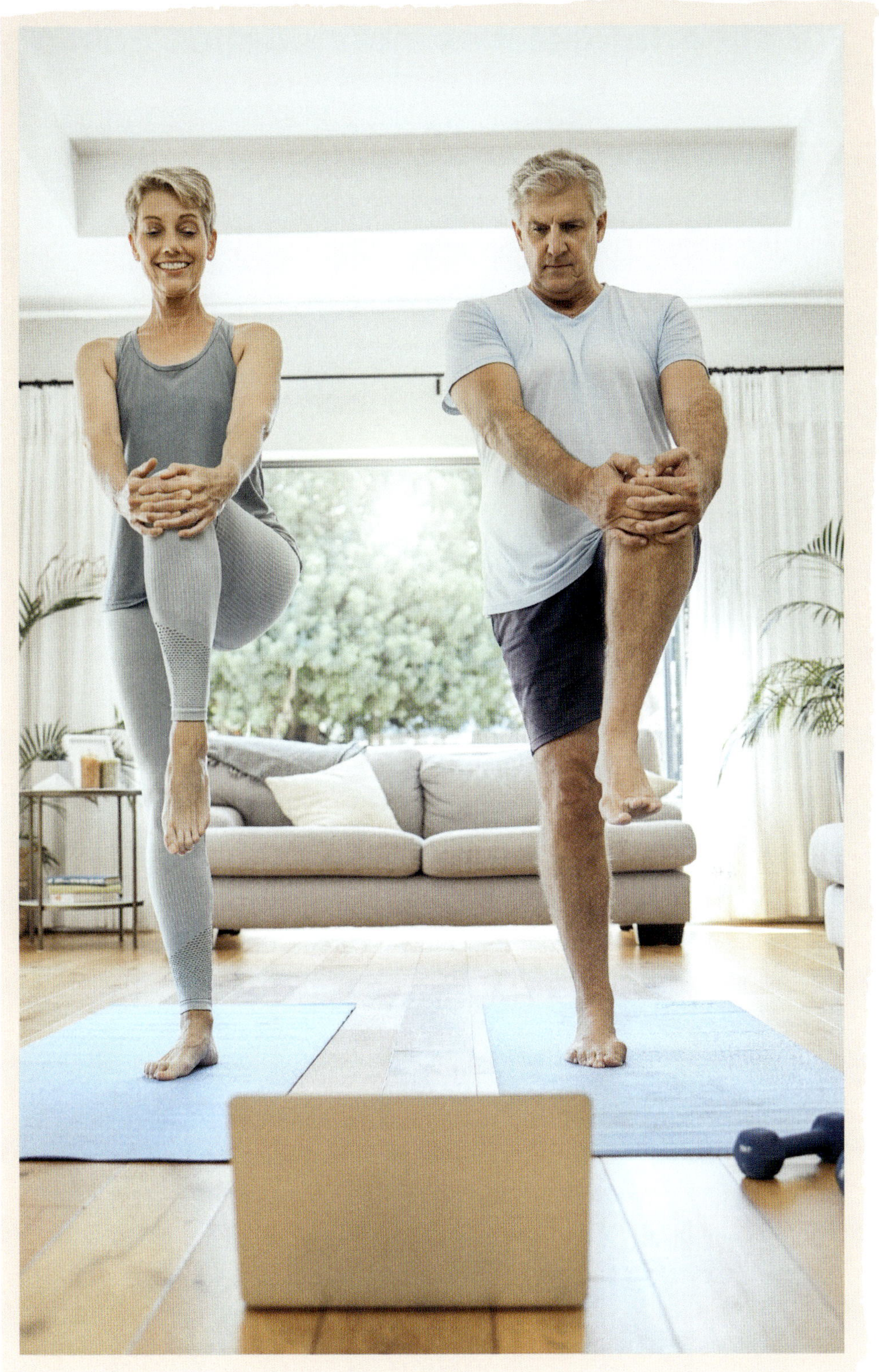

Für ein erfolgreiches individuelles Training

Es wird nie die idealen Bedingungen und den perfekten Augenblick geben, um mit dem Training zu beginnen. Da wir in einer Zeit unzähliger Ablenkungen leben und uns theoretisch alle Möglichkeiten für ein regelmäßiges, gesundes körperliches Training zur Verfügung stehen, sind die Rahmenbedingungen nicht entscheidend. Die einzige Frage, die sich stellt, ist: Schaffen wir es, unseren Verstand zu überlisten, der die Bequemlichkeit bevorzugt und sie durch zahllose Ausreden absichert, und schaffen wir es, uns ein paarmal in der Woche nur 20 bis 30 Minuten Zeit zu nehmen, um unabhängig ein Übungsprogramm für uns selbst durchzuführen?

Mit »unabhängig« meine ich »nicht abhängig von äußeren Bedingungen«. Ich brauche keine Mitgliedschaft im Fitnessstudio, um Übungen mit meinem eigenen Körpergewicht ohne Geräte auszuführen. Ich kann sie völlig unabhängig von der räumlichen Umgebung ausführen, auch in einem kleinen Hotelzimmer, am Strand oder wo auch immer. Und ich brauche dazu weder Trainer noch Partner. Tatsächlich trainieren 99 Prozent der wirklich fitten Männer und Frauen regelmäßig allein. Sie haben sich ein unabhängiges Trainingssystem aufgebaut, das es ihnen erlaubt, ihre Übungen immer und überall durchführen zu können. In diesem Stadium haben Ausreden keine Chance mehr, die Macht über den Verstand zu übernehmen.

In dem Moment, in dem Sie eigenständig Verantwortung für Ihr körperliches Wohlbefinden übernehmen, wird aus der täglichen Überwindung eine regelmäßige Routine, die Ihnen nicht nur einen resistenten, kräftigen, geschmeidigen und gesunden Körper liefert, sondern auch auf psychischer Ebene als tägliche Dosis gegen Depressionen, Ängste, Ungeduld, Langeweile, Nervosität, Anspannung und vieles mehr wirkt.

Und eines kann ich Ihnen versprechen: Wenn Sie mit einem regelmäßigen Training beginnen, werden sich automatisch viele Dinge positiv verändern. Training lässt Sie den Alltag viel effektiver bewältigen. Es macht Sie nicht nur stark und schlank, es verleiht Ihnen auch eine innere Stärke und Entschlossenheit. Und die festigt sich, je öfter Sie den Ausreden die rote Karte zeigen. Unterstützt werden Sie darin von Ihrem Körper, der sich, wie gesagt, positiv verändert: Mehr Muskeln und eine Festigkeit, die vorher nicht da war, werden entstehen. Sie werden Komplimente zu Ihrem neuen Aussehen erhalten, und das wird Sie motivieren.

Wie wir die Muskeln trainieren

Unsere Muskeln sind Anpassungskünstler. Sie reagieren auf nahezu jeden Reiz – und zwar erstaunlich effizient. Je nachdem, wie wir sie fordern, verändern sie ihre Struktur, ihre Kraft, ihre Ausdauer oder ihr Aussehen. Diese Fähigkeit nennt man muskuläre Plastizität. Nicht genutzte Muskeln verlieren an Masse (Atrophie), aktivierte Muskeln bauen auf. Und die gute Nachricht: Muskelwachstum und Leistungssteigerung sind in jedem Alter möglich – bis weit ins achte Lebensjahrzehnt hinein!

Muskeln können sich wunderbar an ein Training adaptieren. Je nachdem, wie wir sie belasten, verändern sie ihre Form, ihr Aussehen und vor allem ihre Leistungsfähigkeit. Sie können sich aufpumpen oder schlank und definiert aussehen. Sie können auch Ausdauer und Koordination entwickeln. Nutzen wir sie nicht, können sie sich verkleinern oder gar verschwinden.

Verbesserung der Muskelkoordination

Unter Muskelkoordination versteht man die Fähigkeit des Körpers, Bewegungen ökonomisch und zielgerichtet zu steuern. Dabei wird zwischen intramuskulärer Koordination (Zusammenspiel innerhalb eines Muskels) und intermuskulärer Koordination (Zusammenspiel verschiedener Muskeln und Muskelgruppen) unterschieden. Diese Koordination ist entscheidend für die Qualität jeder Bewegung – ob im Alltag oder im Sport. Zur Verbesserung der muskulären Koordination muss das Muskelzusammenspiel optimal abgestimmt funktionieren. Deshalb liegt der Hauptfokus eines effektiven Krafttrainings ohne Geräte auf der Verbesserung der Zusammenarbeit der Muskeln und Muskelgruppen untereinander.

Nur wenn die Muskeln im Krafteinsatz und auch in der Abfolge gut miteinander funktionieren, können Bewegungen durchgeführt werden. Das gilt für einfache Alltagsbewegungen wie das Heben eines Glases, aber auch für das Springen über eine Treppenstufe oder das Heben schwerer Gegenstände. Je besser die Abstimmung der einzelnen Muskeln untereinander funktioniert, desto weniger Kraft müssen wir aufwenden und desto weniger anstrengend werden auch körperliche Herausforderungen sein.

Bei regelmäßiger Belastung verbessert sich die neuronale Ansteuerung: Das bedeutet, dass mehr Muskelfasern gleichzeitig aktiviert werden können und Bewegungen geschmeidiger ablaufen. Eine gute Koordination hilft, Energie zu sparen, Verletzungen zu vermeiden und die Wirksamkeit der einzelnen Übung zu erhöhen.

Effiziente Zusammenarbeit

Wenn Sie eine neue Übung zum ersten Mal machen – etwa eine Kniebeuge oder einen Ausfallschritt –, wirkt sie oft unsicher oder unkoordiniert. Das liegt nicht daran, dass Sie zu wenig Kraft hätten, sondern daran, dass Ihr Gehirn und Ihre Muskeln noch nicht effizient zusammenarbeiten. Hier sind wir wieder bei der intramuskulären und intermuskulären Koordination: Wie gut kann ein einzelner Muskel seine Fasern aktivieren und wie gut arbeiten mehrere Muskeln als Team zusammen?

Bereits nach wenigen Trainingseinheiten werden Sie merken, dass sich die Bewegung allmählich flüssiger und stabiler anfühlt. Das ist der erste Fortschritt, den viele Menschen spüren – noch bevor sich die Muskulatur sichtbar verändert.

Eine reibungslose Teamarbeit zwischen den eingesetzten Muskeln hilft, Energie zu sparen; koordinierte Bewegungen sehen nicht nur gut aus, sie verbessern auch die Leistung. Dazu dienen vor allem die Übungen aus den Ganzkörperprogrammen (siehe ab S. 134) sowie jene aus den Abschnitten »Bauch« (siehe ab S. 102), »Rücken & Gesäß« (siehe ab S. 110) und »Beine & Balance« (siehe ab S. 122).

Verbesserung der lokalen Muskelausdauer

Lokale Muskelausdauer beschreibt die Fähigkeit eines Muskels, über längere Zeit hinweg submaximale Belastungen zu ertragen. Sie können einen schweren Gegenstand länger halten oder einen Gang höherschalten, wenn Sie den Berg hinaufradeln. Die Gartenarbeit kann länger durchgeführt werden, oder Sie gehen einfach zügiger die Treppe hinauf.

Das erreichen Sie jedoch nicht durch langsames Joggen oder eine andere Ausdauersportart, sondern nur durch Krafttraining. Je besser die Durchblutung der Muskulatur, desto effizienter laufen die Stoffwechselprozesse im Körper ab. Dies erhöht die Kapillardichte und verbessert die Versorgung mit Sauerstoff und Nährstoffen.

Optimierung des Stoffwechsels

Im Zusammenhang mit Muskeln spielt der Stoffwechsel (Metabolismus) eine zentrale Rolle. Muskeln sind die Hauptverbraucher von Glukose und Fettsäuren, sowohl im Ruhezustand als auch unter Belastung. Ein trainierter Muskel besitzt mehr Mitochondrien – die Kraftwerke der Zelle – und eine höhere Enzymaktivität. Das bedeutet: Nährstoffe werden effizienter verwertet, die Fettverbrennung läuft effektiver ab und der Blutzuckerspiegel wird stabiler reguliert. Zudem beeinflussen Muskeln hormonelle Prozesse (siehe dazu auch Myokine, S. 21). Eine Studie der Universität Kopenhagen aus dem Jahr 2015 zeigt, dass regelmäßiges Training die mitochondriale Dichte im Muskelgewebe erhöht und so altersbedingter Muskelschwäche entgegenwirkt.* Durch zielgerichtetes Kraftausdauertraining werden die Muskeln leistungsfähiger und ausdauernder. So gelingt es Ihnen, jede einzelne Muskelzelle zu aktivieren und neue Blutgefäße in den Muskeln zu erschließen.

Wie bereits erwähnt, arbeitet ein trainierter Muskel jedoch nicht nur während der Aktivität – er ist auch im Ruhezustand ein aktiver Kalorienverbrau-

* https://www.springermedizin.de/effects-of-exercise-training-on-mitochondrial-and-capillary-grow/50095082?utm_source=perplexity.

cher. Regelmäßiges Muskeltraining verbessert die Insulinsensitivität, hilft bei der Blutzuckerregulation und reduziert das Risiko für Typ-2-Diabetes. Darüber hinaus wird Fett effizienter verbrannt und der Grundumsatz – der Energieverbrauch im Ruhezustand – steigt.

Exzentrische Kontraktion – das maximale Potenzial des Muskels nutzen

Eine exzentrische Muskelkontraktion liegt vor, wenn der Muskel unter Spannung verlängert wird. Dies geschieht etwa beim Herablassen eines Gewichts oder beim Landen nach einem Sprung. Physiologisch gesehen ermöglicht diese Kontraktionsform besonders hohe Kräfte bei vergleichsweise geringem Energieverbrauch. Dabei werden vor allem die elastischen Elemente des Muskels beansprucht – insbesondere die Sehnen und die Faszien. Exzentrisches Training führt zu einer effektiveren Anpassung des Muskel-Sehnen-Komplexes und stärkt die Belastbarkeit des Gewebes, was es besonders wertvoll in der Prävention und Rehabilitation macht.

Viele Menschen unterschätzen die Kraft, die in der exzentrischen Muskelarbeit steckt – dabei ist sie extrem effizient. Der Muskel leistet kontrollierten Widerstand, während er verlängert wird, etwa beim Hinuntersteigen von Treppen oder beim langsamen Absenken im Liegestütz. Die exzentrische Trainingsform aktiviert tiefere Muskelfasern, sie fördert Sehnenanpassungen und wirkt präventiv gegen Verletzungen. Ein gezieltes exzentrisches Training stellt insbesondere im Reha- und Seniorenbereich einen hocheffektiven Baustein dar.

Muskelaufbau und Muskelwachstum

Ein muskulöser Körper sieht einfach gut aus, das kann man nicht abstreiten. Aber wie kommt es überhaupt dazu, dass wir Muskeln aufbauen? Damit dies passieren kann, gibt es eine wichtige Grundregel: Die Muskeln müssen energetisch ausgelastet werden. Das Muskelwachstum – die sogenannte Hypertrophie – entsteht als Anpassung auf ungewohnte Belastungen. Ein Muskel kann nur dann wachsen, wenn er durch das Übungsprogramm erschöpft wird. Bei der letzten Wiederholung einer Serie muss dieses Gefühl der Erschöpfung entstehen, das oft als leicht brennend empfunden wird. Erst dann werden mehr Eiweißstoffe in den Muskeln eingelagert, was wiederum zu Wachstum führt.

Die oben beschriebene exzentrische Muskelarbeit, etwa das Armbeugen während des Liegestützes, sollte daher langsam und konzentriert ausgeführt werden. Dadurch kommt es sogar noch schneller zur Erschöpfung und damit zum Wachstum. Neben der zusätzlichen Einlagerung von Eiweiß in den Muskel tragen auch neue Fasern dann zum Wachstum des Muskels bei. Dabei gilt: Der Muskel wächst nicht während des Trainings, sondern in der Pause nach dem Training. Auch im Alter ist Muskelaufbau möglich – und sogar essenziell, um Alltagsfähigkeiten zu erhalten.

Die Kraftqualität

Die Kraftqualität beschreibt, wie funktionell und gezielt ein Muskel arbeiten kann – über verschiedene Kraftarten hinweg. In der Regel setzen wir nur einen Teil der Muskelfasern ein, die uns zur Verfügung stehen. Das Geheimnis einer gesunden, kräftigen Muskulatur liegt darin, möglichst alle Muskelfasern und alle Kraftarten einzusetzen. Kraft ist nicht nur Maximalkraft – alles in allem gibt es diese Kraftarten:

- Maximalkraft (z. B. beim Heben schwerer Gegenstände)
- Schnellkraft (z. B. um schnell auf ein Stolpern zu reagieren)
- Reaktivkraft (z. B. beim Treppensteigen oder Aufstehen)
- Kraftausdauer (z. B. für längere Belastungen)

Ein vielseitiges Training kombiniert diese Dimensionen, steigert die Funktionalität und verringert altersbedingte Einschränkungen. Bei den ersten drei Wiederholungen setzen Sie beispielsweise die großen weißen Muskelfasern

Die verschiedenen Kraftarten

- Die Maximalkraft ist die höchste Kraft, die ein Muskel willkürlich erzeugen kann.
- Die Schnellkraft beschreibt, wie rasch die Maximalkraft aufgebaut werden kann. Dies ist für Reaktionen und Sportarten entscheidend.
- Die Reaktivkraft betrifft die Fähigkeit, auf plötzliche Belastungen mit elastischer Gegenkraft zu reagieren – etwa beim Abfangen eines Sturzes. Laut Weltgesundheitsorganisation (WHO) sind Stürze die häufigste Ursache für Verletzungen bei Menschen über 65. Ein gezieltes Kraft- und Gleichgewichtstraining kann das Risiko um bis zu 30 Prozent senken (https://www.who.int/news-room/fact-sheets/detail/falls).
- Die Kraftausdauer wiederum beschreibt die Fähigkeit, eine Kraftleistung über längere Zeit aufrechtzuerhalten.

ein, die Sie für schnelle hohe Belastungen benötigen. Sie ermüden schneller als die roten Fasern. Diese können weder hohe Kräfte entfalten noch schnell reagieren. Mit ihnen bewältigen wir einen Großteil unseres Alltags, da sie nur sehr langsam ermüden. Ein funktionelles Ganzkörpertraining, wie es in diesem Buch vermittelt wird, spricht all diese Qualitäten an.

Die richtige Intensität

Einer der am häufigsten vernachlässigten Aspekte des Trainings ist die Intensität – also wie sehr Sie sich fordern. Die hier vorgestellten Übungen und Programme mögen kurz sein, aber einige sind recht intensiv. Sie erfordern Durchhaltevermögen, Standhaftigkeit und Konsequenz.

Um erfolgreich zu sein, müssen Sie Ihre Bequemlichkeit hintanstellen, nur dann nutzen Sie das gesamte Potenzial der Trainings. Denn Sie können die Übungen einfach ausführen und »eben mal schnell machen« oder mit ganzer Aufmerksamkeit und vollem Einsatz bei der Sache sein. Hier geht es nicht um Zeit oder Anpassungen von Übungen, sondern um die Qualität des Trainings. Deshalb werden Sie bei den später vorgestellten Übungen immer wieder auch den Satz lesen: Qualität vor Quantität. Es ist viel effektiver, wenn Sie eine Übung vielleicht zwei- oder dreimal weniger oft ausführen, dafür aber Engagement und Präzision walten lassen, als die vorgegebene Wiederholungsanzahl so schnell wie möglich hinter sich zu bringen. Ebenso unerlässlich ist es, die Übungen langsam und konzentriert auszuführen. Sich mit den Übungen zu beeilen, weil sie vielleicht etwas unangenehm oder anstrengend sind, führt zu Ungenauigkeiten und zu einem massiven Effizienzverlust. Dann wird auch der Erfolg des Trainings ausgesprochen überschaubar bleiben.

Schaffen Sie hingegen jedes Mal noch eine oder zwei Wiederholungen mehr, die Ihnen vielleicht den Rest an Willenskraft abverlangen, wird der Fortschritt immens sein. Hier unterscheiden Sie sich von der überwiegenden Mehrheit der Menschen. Die allermeisten meiner Übungen können von fast allen Menschen ausgeführt werden, da sie grundsätzlich nicht kompliziert und schwierig sind. Es gibt ein Einsteiger- und ein Fortgeschrittenenprogramm – Letzteres für all jene, die dranbleiben und sich weiter fordern möchten.

Im Grunde bestimmen Sie selbst die Intensität jeder einzelnen Übung: Sie können Sie mit mehr oder weniger Wiederholungen ausführen, Sie können eine leichtere oder eine schwerere Variante wählen. Sie können sich selbst herausfordern, indem Sie eine Übung auf instabilem Untergrund machen, Pausen zu Beginn, in der Mitte oder am Ende der Übung einbauen oder die Übung zusätzlich mit nur einem Arm oder einem Bein absolvieren. Es gibt unzählige Möglichkeiten, die Intensität selbst zu bestimmen. Die für Sie passende in diesem Moment können nur Sie selbst erkennen und festlegen, da kann ich Ihnen keine Vorgaben machen. Manchmal braucht es einen kleinen Tritt, den Sie sich selbst geben dürfen. Manchmal braucht es einfach die Regelmäßigkeit.

Speziell am Anfang ist es wichtig, die neuen Bewegungen erst einmal kennenzulernen, sich langsam heranzutasten, sie zu spüren und zu verstehen. Erst dann, nach einer gewissen Zeit, können wir sie annähernd beherrschen. Aber ich verspreche Ihnen: Sie werden sich an die Übungen gewöhnen und sie dann sicherlich mit Freude und Befriedigung durchführen.

Die wichtigsten Grundsätze für ein erfolgreiches Training

Damit sich Muskeln aufbauen können, benötigen sie den richtigen Reiz. Dafür ist es hin und wieder notwendig, bis zu dem Punkt zu gehen, an dem ein Muskel salopp gesprochen »versagt« – oder sogar etwas darüber hinaus. Dies sollten Sie jedoch nicht zu oft tun, da Sie sich sonst leicht überfordern könnten, und dies hätte dann den gegenteiligen Effekt. Die individuelle Herangehensweise hängt auch stark von Ihrer Persönlichkeit und dem vorherrschenden Basisziel ab. Es gibt Menschen, die sich »gern« überfordern, und jene, die sich nicht annähernd an Ihre Grenze herantasten möchten. Daher sollten Sie die jeweiligen Gegenstrategien anwenden, um mittel- und langfristig effektiv und schmerzfrei zu trainieren.

Zu den Gegenstrategien für alle, die zur Überforderung im körperlichen Training neigen, gehören die folgenden:

- Halten Sie den Fokus in den Übungen hoch und praktizieren Sie eine leichtere Variante, also beispielsweise den Liegestütz auf einer erhöhten Fläche.
- Legen Sie bewusst Pausen ein und gestalten Sie diese auch einmal länger und ganz bewusst.
- Führen Sie die Übungen ganz langsam aus und spüren Sie Ihre individuelle Grenze, über die Sie nicht hinausgehen.
- »Weniger ist mehr« klingt zwar etwas abgedroschen, stimmt aber in vielen Fällen. Besonders dann, wenn Sie zu Übertraining neigen. Zu wenig ist nicht gut, zu viel aber auch nicht. Der Körper wird Ihnen dankbar sein!

Tipps zum Loslegen

- Überlisten Sie sich selbst und Ihren Verstand und tragen Sie das Training wie eine Verabredung mit sich selbst in Ihren Kalender ein. Es ist der wichtigste Termin des Tages, der ganz allein Ihnen und Ihrem Körper gewidmet ist.
- Fangen Sie nicht an, mit sich selbst du diskutieren, ob und wann Sie nun Übungen machen sollten.
- Legen Sie einfach los! Das kostet Sie an manchen Tagen vielleicht etwas mehr Überwindung, aber danach fühlen Sie sich garantiert immer besser als davor.
- Setzen Sie sich Ziele, kleine, aber realistische Ziele. Nehmen Sie sich zum Beispiel vor: »In den nächsten drei Tagen möchte ich jeweils fünf Übungen machen«, oder: »Montag, Mittwoch und Freitag sind meine Tage für das Ganzkörperprogramm für Einsteiger«.
- Erzählen Sie von Ihrem Vorhaben: Geben Sie Menschen in Ihrer Umgebung, die Ihnen wohlgesinnt sind, Bescheid, was Sie tun wollen. Das wird Ihnen in der Umsetzung helfen.
- Die Quantität ist nicht entscheidend: Lieber kurz als gar nicht! Sie müssen nicht immer eine bestimmte Zeit aufwenden oder eine genaue Anzahl von Übungen absolvieren. Denn manchmal ist es einfach wirklich nicht möglich, oder man ist sehr müde. Wenn dann trotzdem drei Übungen in den Alltag eingebaut werden können, werden Sie sehr stolz auf sich sein.
- Verbinden Sie Bewegung mit Freude und verknüpfen Sie das Übungsprogramm zum Beispiel mit Musik, die Ihnen gefällt. Und schon geht es wieder etwas leichter.

Neigen Sie, wie die meisten Menschen, dazu, der Bequemlichkeit den Vortritt zu lassen, ärgern Sie sich nicht darüber und bemitleiden Sie sich auch nicht. Es geht vielen anderen Menschen ganz genauso. Sie haben aber jetzt die Chance, aus der Bequemlichkeit in eine angenehme Routine zu finden und sich an Ihre persönliche Grenze heranzutasten. Und so klappt's:

- Versuchen Sie, die letzte Wiederholung und bei dieser insbesondere die letzte Gegenbewegung bewusst hinauszuzögern und langsamer auszuführen. Halten Sie bis zum Ende durch.
- Wenn Sie die letzte Wiederholung bewusst ganz langsam bis zur anstrengendsten Position ausführen und sogar noch halten können, sind Sie ein großer Champion und werden sehr schnell äußerst positive Resultate ernten.
- Machen Sie am Ende noch ein paar Wiederholungen der gleichen Übungen, auch nach einer kurzen Pause. Ihr Körper wird sich relativ rasch an die neue Intensität gewöhnen.

Für ein gesundes, langfristig schmerzfreies und sinnvolles Krafttraining mit dem eigenen Körpergewicht ist es essenziell, die folgenden sechs Grundprinzipien zu beachten.

Konsequenz

Da das Wort »Disziplin« nicht sehr beliebt und auch nicht überwiegend positiv besetzt ist, wähle ich hier das Wort »Konsequenz«. Man könnte aber auch »Beständigkeit« oder ein anderes Wort einsetzen, das spielt keine Rolle. Entscheidend für jeden langfristigen Erfolg, auch beim Krafttraining, ist, dass Sie dranbleiben. Möchten Sie eine Sonate auf dem Klavier spielen können, wird es nicht ausreichen, zweimal im Monat für zehn Minuten zu üben. So ist es hier auch: Wir müssen unser Trainingsprogramm beständig weiterverfolgen.

Manchmal kommen Patienten zum Folgetermin in meine Arztpraxis, nachdem sie ein kleines Übungsprogramm erhalten haben, und berichten mir, dass sie nach vier Wochen immer noch keinen spürbaren Erfolg feststellen. Dann frage ich sie, wie oft sie die Übungen gemacht haben und ob immer alle durchgeführt wurden. Die Antwort können Sie sich vorstellen.

Erholung und Ruhephasen

Wie Sie bereits wissen, ist es wichtig, sich beim Krafttraining ein wenig zu fordern, da unsere Muskeln insbesondere auf neue Reize reagieren. Ebenso wichtig ist es aber, sich dabei nicht zu überfordern, und eine Überforderung vermeiden Sie am besten, indem Sie Zeit für Erholung und Ruhephasen einplanen. Vor allem am Anfang von etwas Neuem, auch am Anfang eines neuen Trainingsprogramms, ist die Euphorie häufig groß. Die schwindet jedoch rasch, wenn wir es übertreiben, müde und erschöpft sind und keine Fortschritte mehr machen. Denken Sie daran: Mehr ist nicht immer mehr.

Regelmäßigkeit

Der Körper benötigt regelmäßige Belastungen. Deshalb sollten nicht zufällig irgendwelche Übungen gemacht, sondern es sollte gezielt vorgegangen werden. Suchen Sie sich am Anfang Ihre Lieblingsübungen aus einer bestimmten Rubrik aus oder beginnen Sie mit dem Ganzkörperprogramm für Einsteiger (siehe ab S. 136). Anschließend probieren Sie es dann auch einmal mit anderen Übungen, auch für andere Körperregionen, und variieren sie, so gut es geht. Das hält Neugier und Freude hoch. Regelmäßigkeit tut dem Körper gut.

Abwechslung

Das oben Gesagte bedeutet nicht, dass jede Trainingseinheit komplett gleich aussehen muss. Theoretisch kann zwar jeder Teil unseres Körpers jahrelang mit denselben wenigen Übungen gut trainiert werden, doch über Abwechslung wird sich der Körper mehr freuen.

Um beispielsweise ein Übertraining zu vermeiden, sollten Sie Trainingsintensität, Trainingsvolumen und etwaige Pausen zwischen den Trainingseinheiten öfter variieren. Bei der Trainingsintensität etwa schaffen Sie Abwechslung, wenn Sie hin und wieder verschiedene Varianten einer Übung ausführen.

Entwicklung

Viele Menschen stemmen jahrelang dieselben Gewichte, ohne dabei Fortschritte zu machen – unabhängig vom Alter. Fortschritt und körperliche Entwicklung sind in jedem Alter möglich, auch wenn man mit 70 natürlich nicht dieselben Fortschritte erwarten darf wie mit 20. Nein, der Grund für die Stagnation liegt oft darin, dass zu wenig Varianten eingebaut werden: mal einfachere, mal forderndere Varianten, mal mehr Wiederholungen, mal weniger, mal etwas temporeicher, mal etwas gemächlicher, mal mehr, mal weniger Pausen. Ob das Training gut konzipiert ist oder nicht, erkennt man häufig an der Entwicklung, die man dabei macht.

Überbelastung

Um die Zusammensetzung unseres Bewegungsapparates zu verändern und Kraft aufzubauen, müssen wir unsere Muskeln Belastungen aussetzen, die diese nicht gewohnt sind. Der Körper benötigt neue Reize, die ihn fordern, sich an die neue Situation anzupassen. Erfolgt diese Anpassung, müssen wir wieder neue Reize setzen, die über das vorhergehende Maß hinausgehen. Ganz gleich, auf welchem Level wir uns befinden, dies trifft auf jeden zu. Entwicklung und kurzzeitige Überbelastung gehen Hand in Hand, entscheidend für den Erfolg des Trainings jedoch ist die richtige Dosierung beider Faktoren.

Das Wichtigste im Überblick

Beachten Sie bei Ihrem persönlichen Kräftigungsprogramm bitte immer die folgenden Punkte, damit Sie Ihre Erfolge auch mit der größtmöglichen Sicherheit verbuchen können:

- Führen Sie die Übungen stets langsam durch.
- Konzentrieren Sie sich auf die Kräftigung.
- Konzentrieren Sie sich immer auf die Regionen, die Sie gerade trainieren.
- Qualität vor Quantität: Nicht die Anzahl der Wiederholungen ist entscheidend, sondern die Qualität, mit der sie ausgeführt werden.
- Regelmäßigkeit ist Trumpf.
- Wählen Sie für einen gesunden Fortschritt die richtige Intensität.
- Weniger ist mehr.
- Tricksen Sie Ihren Verstand aus und kommen Sie von der Bequemlichkeit in die Routine.
- Step by step: Tasten Sie sich langsam in kleinen Schritten heran.
- Variieren Sie mit Wiederholungen, Halten von Positionen und dem Einbauen von Pausen.
- Verbinden Sie Bewegung mit Freude!

Überlastung – wenn die Muskeln schmerzen

Wie bereits erwähnt, ist Schmerz nicht gleich Schmerz. Wir müssen zwischen verschiedenen Arten von Schmerzen unterscheiden, um ein Gefühl dafür zu bekommen, was gut und sinnvoll ist und welche Schmerzen schlecht und kontraproduktiv sind.

Im Yogaunterricht sprechen viele seit über 20 Jahren von einem sogenannten Dehnungsschmerz. Dieser Begriff wird inzwischen allgemein verwendet. Aus meiner Sicht ist er etwas unglücklich gewählt, ist damit doch eher das intensive Gefühl der Dehnung eines Muskels oder einer Muskelgruppe gemeint. Nehmen wir als einfaches Beispiel, dass Sie mit einem Bein einen relativ großen Schritt nach vorn machen und den Fuß des hinteren Beins leicht nach außen drehen. Die Hüfte bleibt gerade ausgerichtet, während Sie sich in die einbeinige Vorbeuge nach unten begeben. Sie greifen zum vorderen Schienbein, zum vorderen Knöchel, zum vorderen Fuß oder zum Boden, je nach Flexibilität. Um die Beweglichkeit geht es hier gar nicht.

Wenn Sie nicht äußerst flexibel in der hinteren Oberschenkelmuskulatur sind – und 99 Prozent aller Menschen sind es nicht –, dann werden Sie an der Rückseite des vorderen Oberschenkels, an den sogenannten Hamstrings, eine deutliche Dehnung spüren. Übrigens trägt unser Lifestyle mit stundenlangem Sitzen und Liegen entscheidend dazu bei, dass die Oberschenkelmuskulatur nicht nur zu schwach ist, sondern sich auch verkürzt. Dies hat Folgewirkungen für Hüfte und Rücken. Übungen dazu finden Sie in den Vorgängerbüchern *Fit, schmerzfrei und gesund bis ins hohe Alter* sowie *Rücken – Schultern – Nacken.*

Die Dehnung, die Sie bei der beschriebenen Übung an der Oberschenkelrückseite wahrnehmen, würden manche als angenehm, manche als deutlich spürbar und der eine oder andere als Schmerz bezeichnen. Das kann daran liegen, dass die Muskelgruppe schon sehr verhärtet oder dass der Betreffende diese Bewegung einfach nicht gewohnt ist. Auf jeden Fall handelt es sich hierbei um ein bewusst ausgelöstes Dehnungsgefühl. Da sich dafür aber der

Begriff »Dehnungsschmerz« durchgesetzt hat, müssen wir zwischen »guten« und »schlechten« Schmerzen unterscheiden.

Erwünschte Schmerzen beim Training

In Dehnungs- und Mobilisationsübungen wollen wir bewusst einen Dehnungsschmerz provozieren, der als gerade noch angenehm empfunden wird, und wir wollen in dieser Position auch länger verweilen, damit das Muskel- und Fasziengewebe die Information erhalten kann, die Spannung herunterzufahren. Somit ist der Dehnungsschmerz ein »guter« Schmerz.

Wie sieht das nun aber bei Kraftübungen aus? Wenn die Muskeln ermüden, schwach werden, sich durch die Produktion von Milchsäure unangenehm anfühlen und zu »brennen« beginnen, sind Sie am Limit angekommen. Sie haben alles gegeben, sind an Ihre Grenze gegangen und haben ein Level erreicht, auf dem sich der Muskel »entwickeln« kann. Dieses Level wollen wir nicht immer, aber immer wieder erreichen, und in der Regel führt es anschließend zu einem Muskelkater.

Ein Muskelkater nach einem Training zeigt, dass Sie entweder Muskeln eingesetzt haben, die Sie bisher gar nicht aktiv verwendet hatten, oder dass Sie diese Muskeln an ein Limit gebracht haben. Erholen Sie sich schnell vom Muskelkater, erholen sich auch die Muskeln schnell und wachsen. Somit ist auch der Muskelkater im Grunde ein »guter« Schmerz. Trainieren Sie jedoch nie in die Muskelgruppen, die gerade einen Muskelkater haben, hinein. Dies kann zu Verletzungen führen.

Unerwünschte Schmerzen

Beschwerden und Schmerzen, die nicht zu einer der eben erwähnten Kategorien gehören, wollen wir im Training grundsätzlich nie auslösen. Schmerzen in Gelenken, Knochen und Bändern sowie Schmerzen, die stechend, einschießend, scharf, elektrisierend oder einfach sehr unangenehm sind, sollten auf keinen Fall provoziert werden; treten sie beim Training auf, sollten Sie die Übung sofort beenden. Kommen die Schmerzen auch außerhalb des Trainings vor, müssen sie sogar unbedingt ärztlich abgeklärt werden. Quälen Sie sich durch diese Beschwerden durch, beeinträchtigen Sie Ihre Fitness kontraproduktiv und müssen dann wahrscheinlich länger pausieren oder mit Folgewirkungen rechnen.

Damit aus einer Überlastung kein chronischer Schmerz wird

Sind Sie verletzt oder eingeschränkt oder entstehen die unangenehmen Schmerzen während welchen Trainings auch immer, legen Sie eine Pause ein, um sich zu erholen. Mit auch nur kleinen Verletzungen weiterzutrainieren, ist leider ein weitverbreiteter Fehler. Wenn Sie die Beschwerden nicht ein paar Tage verheilen lassen, können sie sich in chronische Schmerzen verwandeln. In vielen Fällen helfen da einfache Dehnübungen, um vor allem funktionelle Ursachen für Schmerzen im Keim zu ersticken.

Chronische Schmerzen werden, wie der Name schon sagt, über Wochen und Monate nicht besser, eher sogar schlechter, und können Schmerzen und Beschwerden sowie Einschränkungen in anderen Körperregionen zur Folge haben. Dies löst eine negative Kaskade von Beschwerden aus, die nur sehr schwer wieder in eine positive Richtung zu lenken ist. Unangenehme Schmerzen, die nicht besser werden, sind immer ein Zeichen des Körpers, auf die Stopptaste zu drücken, eine Pause einzulegen. Sehen wir sie als einziges Kommunikationsmittel des Körpers, mit dem er unterstützend eingreifen will, damit wir keinen größeren Schaden erleiden.

Das Ganze ist natürlich immer auch eine Gratwanderung. Einerseits sollten Sie sich nicht über Schmerzen hinwegquälen, damit aus kleineren Verletzungen keine großen werden. Andererseits sollten Sie sich durch kleinere Verletzungen aber auch nicht von Ihren Fitnesszielen abbringen lassen. Sie müssen dadurch nicht komplett pausieren, sondern können in der Zwischenzeit viele andere Körperregionen trainieren. Sind Sie im Zweifel, sollten Sie einen Arzt aufsuchen, um die Ursachen abklären zu lassen.

Bevor Sie mit den Übungen beginnen

Die in diesem Buch vorgestellten Übungen sind eine wunderbare Mischung aus weniger bekannten Übungsvarianten, neuen Kombinationen und alten Klassikern, auf die man nicht verzichten sollte. Sie können mit dem Ganzkörperprogramm für Einsteiger anfangen, es bietet einen unkomplizierten Einstieg für alle Regionen gleichermaßen. Sie können sich aber genauso gut eine oder mehrere Übungen aus den Programmen für die folgenden Körperpartien aussuchen:

- Schultern & Arme
- Brust & oberer Rücken
- Bauch
- Rücken & Gesäß
- Beine & Balance

Ich möchte Sie dazu ermutigen, die Übungen aus dem Buch frei zu wählen und Ihr eigenes, ganz persönliches Programm zusammenzustellen. Dieses kann auch immer wieder abgewandelt werden. Sie können natürlich auch Übungen aus Ihrem derzeitigen Fitnessprogramm integrieren. Vielleicht gibt es da schon die eine oder andere Variante, die Sie bereits durchführen. Sollten Sie noch keine Trainingsübungen aus welchem Bereich auch immer für sich auserkoren haben, fangen Sie doch einfach mit je zwei Übungen aus jedem Bereich oder eben mit dem Ganzkörperprogramm für Einsteiger an. Sie finden einige dieser Übungen auch auf meinem YouTube-Kanal; wenn Sie möchten, können Sie sie sich dort ansehen und sich anleiten lassen.

Wie oft und wie lange?

Wenn ich den Patientinnen und Patienten in meiner Praxis nach einer manuellen Behandlung Übungen mit nach Hause gebe, werde ich am häufigsten gefragt, wie oft und wie lange sie diese durchführen sollen. Ich gebe die Frage dann meist zurück: Wie oft und wie lange könnten Sie sich denn vorstellen, die Übungen zu Hause durchzuführen? Erstaunlicherweise erhalte ich in über 90 Prozent aller Fälle die immer gleiche Antwort. Offenbar ist es für die meisten Menschen realistisch, drei- bis viermal pro Woche 20 bis 30 Minuten in ein Trainingsprogramm zu investieren. Wenn wir darüber nachdenken, womit wir unsere Zeit für gewöhnlich so verbringen, ist es wohl doch eher eine Frage der Bequemlichkeit als eine des Zeitmanagements.

Im Unterschied zum Training an Geräten oder mit Gewichten, bei dem oft nur eine Muskelgruppe trainiert wird, arbeiten beim Training mit dem eigenen Körpergewicht die Muskeln auf funktionelle Weise zusammen, wobei jeweils viele Muskeln gleichzeitig trainiert werden, inklusive der stabilisierenden tief liegenden Muskeln. Trotzdem habe ich mich für eine Trennung nach Körperregionen entschieden, da es für die meisten Menschen so einfacher ist, die passenden Übungen für sich zu finden und zusammenzustellen. In den jeweils vorgestellten Übungen liegt der Hauptfokus dann auch immer auf dieser Region, aber natürlich werden viele andere Muskelgruppen aus anderen Regionen dabei ebenso stimuliert, aktiviert und gekräftigt.

Nehmen wir als Beispiel den Liegestütz. Auf den ersten Blick trainiert er Brust, Schultern und Trizeps im Oberarm. Das tut das Bankdrücken auch. Beim Liegestütz wird aber auch die Core-Muskulatur, die Muskulatur der Körpermitte, gekräftigt. Das Gleiche gilt für die Plank-Position, und man könnte das Spiel jetzt unendlich fortsetzen. Eine Ganzheitlichkeit im Sinne eines umfassenden, ausgewogenen Krafttrainings für eine gesunde Muskulatur und eine gute Körperstabilität kann nur im Training mit dem eigenen Körpergewicht erreicht werden. Das schließt ein ergänzendes Training an Geräten oder mit Gewichten natürlich nicht aus. Auch ich selbst mache das hin und wieder. Jedoch ist es für mich dann eine freudvolle Abwechslung und nicht mein einziger Trainingsfokus.

Die im Buch vorgestellten Übungen eignen sich sowohl für Einsteiger als auch für Fortgeschrittene. Sie verfügen über unterschiedliche Schwierigkeitsstufen, die entsprechend gekennzeichnet sind. Darüber hinaus gibt es auch ein längeres Programm für Einsteiger – das Ganzkörperprogramm für Einsteiger – und ein längeres Fortgeschrittenenprogramm, das Sie am besten nach einiger Zeit einmal probieren können, wenn Sie bereits ein Gefühl für den Ablauf und Sinn der Übungen bekommen haben. Eines ist für mich ganz wichtig: Scheinbar einfache Übungen können für sehr gut trainierte Menschen oder gar Spitzensportler genauso einen Effekt haben wie für Einsteiger. Jeder von uns, ganz gleich, welche Voraussetzungen wir für die Übungen mitbringen oder welchen Hintergrund wir haben, kann einen großen Nutzen aus den Übungen ziehen.

All jene, die schon einmal fitter waren und jetzt wieder mehr tun möchten, und alle, die sich nach dem Fortgeschrittenenprogramm noch steigern wollen, können sich ihrer persönlichen Herausforderung stellen, indem sie mehr Wiederholungen absolvieren, eine schwierigere Variante durchführen oder die letzten Wiederholungen sehr langsam ausführen oder länger halten. Hier gibt es viele Möglichkeiten.

Mit niedrigen Belastungen können Sie fast jeden Tag trainieren, vor allem wenn Sie unterschiedlichen Muskelgruppen tageweise den Vorzug geben. Führen Sie an einem Tag beispielsweise Übungen für die Beine durch, können Sie am nächsten Tag problemlos Übungen für Schultern und Arme absolvieren.

Übungsausführung und andere wichtige Hinweise

Bei den meisten Übungen finden Sie auch die Anzahl der Wiederholungen. Wer sehr gut trainiert ist – das kann von Körperregion zu Körperregion oder gar Muskelgruppe zu Muskelgruppe variieren –, kann die Übung so lange fortsetzen, bis die Muskeln »versagen« und keine weitere Wiederholung mehr möglich ist. Ich habe die Übungen so beschrieben, dass Sie den gesamten Bewegungsablauf von der Ausgangsstellung am Beginn bis zur Endposition leicht nachvollziehen können. Wie viele Wiederholungen oder auch Sätze Sie dann davon machen, bestimmen Sie, denn das richtet sich nach Ihrem Trainingsziel und Ihren Möglichkeiten, die sich im Laufe der Zeit auch verändern können.

Sie finden immer wieder auch Varianten der einzelnen Übungen oder Versionen für Fortgeschrittene. So können Sie zwischendurch auch einmal einen Gang zulegen oder zurückschalten. Sobald Sie merken, dass Sie mehr und mehr Wiederholungen schaffen, führen Sie beispielsweise einmal die schwierigere, klassische Liegestützvariante aus.

Denken Sie bitte daran, dass es nicht darauf ankommt, die Übungen möglichst schnell und heftig durchzuführen und hinter sich zu bringen; es sind langsame, kontrollierte und konzentrierte Bewegungen, die für die Qualität des Trainings essenziell sind. Diese Einstellung wird Ihnen große Dienste erweisen und spielt eine wichtige Rolle beim Muskelaufbau.

Eine weitere grundlegende Komponente habe ich bis jetzt noch nicht erwähnt: die Atmung. Für eine optimale Durchführung benötigen wir eine gleichmäßige Atmung. Wann Sie ein- und wann Sie ausatmen, ist bei den meisten Übungen beschrieben.

Das Allerwichtigste beim Training ist nicht die Fitness, die Intensität, die Atmung oder das Aussehen, das Sie damit erreichen können. Das Wichtigste ist Ihre Sicherheit. Immer dann, wenn Sie sich auch nur minimal unsicher fühlen, helfen Sie sich selbst in Form von Tischen, Stühlen, Wänden oder anderen Gegenständen; kontrollieren Sie vorher, dass diese absolut fest stehen und stabil genug sind, um Ihr gesamtes Gewicht halten zu können.

Darüber hinaus ist es auch sinnvoll, hier und da kleinere Gegenstände in ein ganzheitliches Krafttraining einzubauen. Dafür brauchen Sie aber keine Gewichte, Hanteln, Hantelstangen oder ein voll ausgestattetes Fitnessstudio in Ihrem Wohnzimmer. Wir können mit Büchern, Kisten oder auch gefüllten Wasserflaschen arbeiten, um die Intensität zu erhöhen und uns zu steigern. Ebenso hilfreich können Handtücher, Decken oder Matten sein, auf denen wir die Übungen ausführen.

Das Trainingsziel festlegen

Wenn Sie nicht wissen, wohin Sie wollen, werden Sie niemals ankommen. Das gilt für die Zugverbindung am Bahnhof ebenso wie für Ihr Trainingsprogramm. Sie sollten sich jedoch nicht nur Ihre Ziele, sondern auch Ihre Ausreden klarmachen. Seien Sie absolut ehrlich zu sich selbst. Wenn Sie Ihre Ausreden kennen, werden sie Ihnen bewusster und Sie erkennen auch die Gründe hinter den Ausreden, die Sie vom Training abhalten.

Schreiben Sie Ihre Gesamtziele auf, und zwar ganz konkret – je konkreter Sie formulieren, desto besser. Gut wäre, wenn Sie Ihre Fortschritte messen könnten. Informieren Sie auch Freunde oder Verwandte über Ihre Ziele, das verstärkt die Bindung an Ihr eigenes Vorhaben. Ihr Gesamtziel könnte zum Beispiel sein, fitter zu werden. Das ist jedoch nicht wirklich konkret. Seien Sie genauer mit Ihren Zielen, dann sind Sie im Training auch genauer mit dem Einsatz Ihrer Energie. Konkret zu sein wird nicht nur die Qualität und den Output Ihrer Bemühungen verbessern, sondern auch die Wahrscheinlichkeit erhöhen, dass Sie Ihre Ziele erreichen.

Achten Sie aber darauf, dass Ihre Ziele realistisch sind. Es geht nicht darum, Weltmeisterschaften zu gewinnen oder wie ein Besessener für zehn Wochen zu trainieren, acht Kilo abzunehmen und danach gleich wieder in alte Gewohnheiten zurückzufallen. Ich möchte Sie zu langfristigen Veränderungen ermutigen, zu bleibenden Ergebnissen für ein gesundes Leben in Wohlbefinden. Wollen Sie nur schnell und kurzfristig für die Bikinifigur im Sommer abnehmen, brauchen Sie andere Bücher.

Achten Sie auch darauf, sich nicht in widersprüchliche Ziele zu verwickeln. Sie können nicht gleichzeitig Muskeln aufbauen und drei Kleidergrößen abnehmen. Diese unterschiedlichen Anweisungen wird Ihr Körper nicht umsetzen können. Es ist möglich, beides zu erreichen, aber das eine beeinflusst das andere und Sie sollten dafür getrennt in mehrwöchigen Blöcken trainieren. Der Körper verfügt nur über begrenzte Erholungskapazitäten, aber nicht über mehrere Energiereserven für verschiedene Aufgaben. Wollen Sie abnehmen und Muskelmasse aufbauen, dann fangen Sie mit dem Schwerpunkt auf Muskelaufbau an, um danach, wenn Sie muskulöser sind, gezielt abzunehmen.

Formulieren Sie also nicht Ziele wie »Ich möchte fitter werden«. Das ist zu allgemein. Konkretere und bessere Ziele wären: »Bis zu meinem Geburtstag möchte ich das Ganzkörperprogramm für Einsteiger beherrschen.« Oder: »Ich möchte jeden zweiten Tag 20 bis 30 Minuten immer eine andere Körperregion trainieren.« Oder: »Jede Woche trainiere ich eine andere Körperregion, und das über zehn Wochen, also jede Region zweimal.«

Schreiben Sie auch Ihre Ausreden absolut ehrlich auf. Beliebte Ausreden sind zum Beispiel:

- Ich fange morgen an. (Quatsch, morgen ist das Einzige, das nie kommt.)
- Ich hole das nach. (Quatsch, Sie müssen sich jetzt und hier entscheiden und anfangen.)
- Ich fange nächste Woche oder am Montag oder nach meinem Urlaub an. (Quatsch!)
- Ich muss mich entspannen. (Stimmt, gern nach dem Training.)
- Ich habe keine Zeit. (Stimmt, für unwichtige Dinge nehme ich mir keine Zeit.)

Ich könnte die Liste unendlich fortsetzen. Sie sehen: Es ist immer nur der Verstand, der uns ein Schnippchen schlagen will. Sie entscheiden, wie viel Macht Sie ihm geben möchten. Also, worauf warten Sie noch? Können wir schon loslegen?

Der beste Motivator sind Sie selbst

»Jedem Anfang wohnt ein Zauber inne« – das hat Hermann Hesse sehr schön formuliert. Ich könnte Sie jetzt mit anderen schönen Zitaten überschütten, aber das würde wahrscheinlich nichts ändern. Denn es ist leider immer dasselbe: Der Anfang ist am schwersten. Das Gute daran ist allerdings, dass es danach leichter wird, definitiv. Stellen Sie sich vor, Sie machen nur ein paar Übungen oder ein kurzes 10-Minuten-Work-out. Wahrscheinlich fühlen Sie sich gleich besser, Ihr Energieniveau steigt und schon wird aus ein paar Übungen ein ganzes Trainingsprogramm. Im schlimmsten Fall machen Sie nur ein kurzes Programm – das ist immer noch besser, als gar nichts zu tun!

Wenn Sie einen Tag erwischen, an dem es Ihnen gar nicht nach Trainieren ist, und diese Tage kennen wir alle, dann spielen Sie mit den Übungen herum. Es muss nicht immer alles ernsthaft und strukturiert sein. Lassen Sie sich einfach vom Sessel fallen (bitte nicht verletzen!) und stehen Sie wieder auf. Machen Sie das mit unterschiedlichen Varianten oder machen Sie einen Liegestütz dazwischen. Und im Handumdrehen sind Sie schon wieder in den Übungen drin. Aber haben Sie Spaß dabei, das ist ganz wichtig!

Manchmal sind die Rahmenbedingungen suboptimal, aber auch in einem kleinen Hotelzimmer lassen sich eine oder zwei Übungen mit mehreren Wiederholungen durchführen. Es muss nicht immer ein gesamtes Trainingsprogramm sein. Oft reichen wenige Übungen aus, um sich danach deutlich besser zu fühlen. Denn nicht Zeit und Ort sind entscheidend, die Motivation ist es. Und diese kann nur aus Ihnen, von innen heraus entstehen.

Ihr Krafttest – wo stehen Sie?

Es ist nie zu spät, um mit Übungen und gezieltem, individuellem Krafttraining zu beginnen. Erfahrungsgemäß tun sich die meisten schwer damit, in Bewegung zu kommen, vor allem wenn ein Trainingsprogramm nicht ohnehin schon fester Bestandteil des Alltags ist. Wenn Sie aber wissen, auf welchem Kraftlevel Sie sich derzeit befinden und welche Körperregionen hinsichtlich Kräftigung und Stabilität noch Potenzial besitzen, fällt es schon viel leichter loszulegen.
Grundsätzlich können viele Arten der Kraft getestet werden. Wir können die Schnellkraft testen, die Maximalkraft, die Submaximalkraft und die allgemeine Kraft. Für mich und für Sie ist vor allem die Kraftausdauer von großer Bedeutung. Denn wenn es uns gelingt, in den wichtigsten Regionen im Körper eine konstante Kraft ausüben zu können, und das über einen längeren Zeitraum, schaffen wir die besten Voraussetzungen für eine ausgewogene Stabilität in jedem Alter.
Wie steht es also um Ihre Kraft? Denn sie bildet die Grundlage dafür, die wichtigsten Tätigkeiten im Alltag, im Sport und in der Freizeit ausüben zu können. Bevor Sie mit den Übungen beginnen, führen Sie jeden Test für jede Körperregion einmal durch und notieren Ihr Ergebnis. Am Ende zählen Sie alle gesammelten Punkte zusammen.
Ganz wichtig dabei ist, dass Sie sich ehrlich bewerten. Jede Wiederholung sollte sauber und wie vorgegeben ausgeführt werden. Ist dies nicht oder teilweise nicht möglich, zählt diese Wiederholung nicht mehr zum Ergebnis dazu. Sind Sie unsicher, lassen Sie sich von jemandem überprüfen. Nur wenn Sie das wahre Ergebnis erhalten, können Sie im Anschluss gezielt die Regionen trainieren, die für Sie die größte Bedeutung haben, um eine gesunde Balance von Kraft und Stabilität in Ihrem Körper zu erhalten oder diese zu verbessern.

Schultern & Arme

Kommen Sie in den klassischen Liegestütz. Stützen Sie sich am Boden so ab, dass Beine und Arme in der Ausgangsposition gestreckt sind und sich die Handgelenke unterhalb der Schultern befinden. Rücken und Beine bilden eine gerade Linie (1). Nun beugen Sie ausatmend die Arme, halten Oberkörper und Beine aber in der gestreckten Position. Versuchen Sie, mit der Nasenspitze den Boden zu berühren. Der Nacken bleibt dabei lang und gerade, also in der Verlängerung der gesamten Wirbelsäule (2). Achten Sie beim Beugen der Arme darauf, dass die Ellbogen nicht nach außen ausweichen, sondern am Körper anliegen. Strecken Sie einatmend wieder die Arme und kommen Sie in die Ausgangsposition zurück.

Punktevergabe

Ich schaffe mehr als 15 Wiederholungen. ▶ **4 Punkte**

Ich schaffe mehr als 10 Wiederholungen. ▶ **3 Punkte**

Ich schaffe mehr als 5 Wiederholungen. ▶ **2 Punkte**

Ich schaffe bis zu 4 Wiederholungen. ▶ **1 Punkt**

Ich kann dies (schmerzfrei) nicht ausführen. ▶ **0 Punkte**

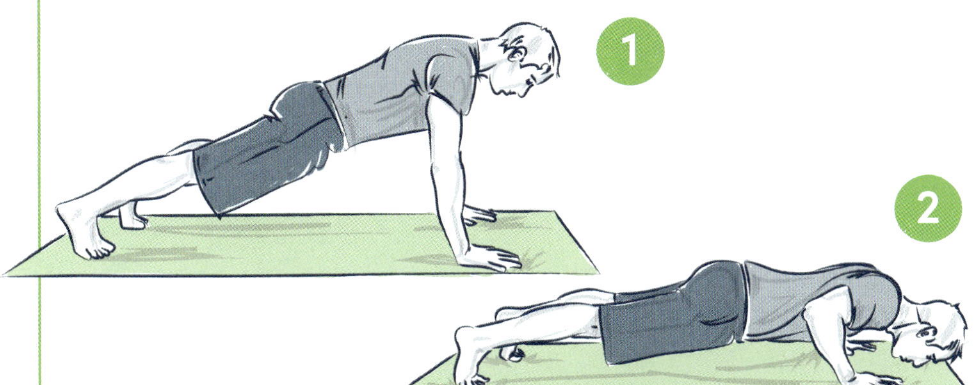

Bauch

Beugen Sie in Rückenlage die Beine in der Luft, sodass sich Knie und Hüften im rechten Winkel befinden. Strecken Sie die Arme nach hinten und atmen Sie dabei ein (1). Ausatmend kommen Sie mit Armen und Oberkörper nach vorn. Kopf und Schultern sollen dabei vom Boden abheben, die Arme strecken Sie seitlich der Knie nach vorn aus. Die Beine sind weiterhin gebeugt (2). Nun atmen Sie wieder ein, legen den Oberkörper ab und strecken die Arme wieder nach hinten.

Punktevergabe

Ich schaffe mehr als 15 Wiederholungen. ▶ **4 Punkte**

Ich schaffe mehr als 10 Wiederholungen. ▶ **3 Punkte**

Ich schaffe mehr als 5 Wiederholungen. ▶ **2 Punkte**

Ich schaffe bis zu 4 Wiederholungen. ▶ **1 Punkt**

Ich kann dies (schmerzfrei) nicht ausführen. ▶ **0 Punkte**

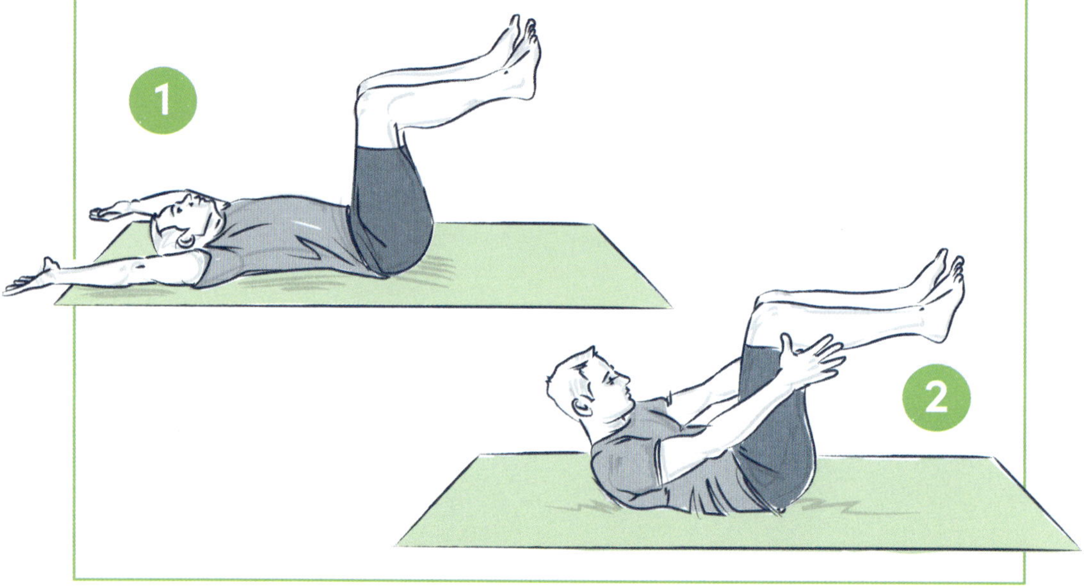

Rücken

Strecken Sie in Bauchlage die Arme nach vorn aus (1). Heben Sie mit der Einatmung Kopf und Brustbein an (2). Mit der Ausatmung legen Sie sich wieder ab.

Punktevergabe

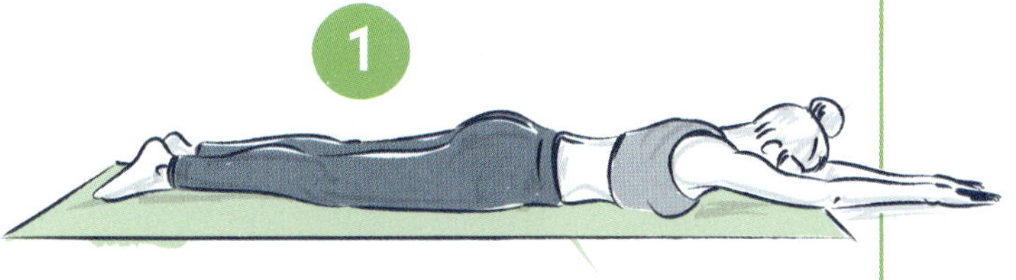

Ich schaffe mehr als 15 Wiederholungen. ▶ **4 Punkte**

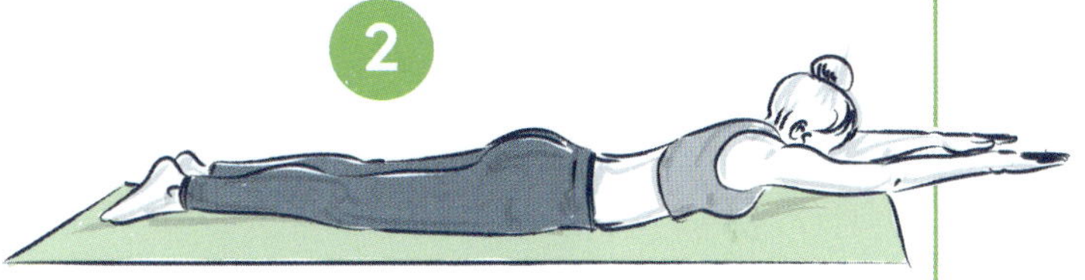

Ich schaffe mehr als 10 Wiederholungen. ▶ **3 Punkte**

Ich schaffe mehr als 5 Wiederholungen. ▶ **2 Punkte**

Ich schaffe bis zu 4 Wiederholungen. ▶ **1 Punkt**

Ich kann dies (schmerzfrei) nicht ausführen. ▶ **0 Punkte**

Gesäß

Stellen Sie in Rückenlage die Beine auf. Die Fersen befinden sich unterhalb der Knie. Die Beine sind möglichst eng beieinander, sodass sich Knie- und Fußinnenseiten berühren. Strecken Sie die Arme gerade nach oben zur Decke (1, S. 68). Heben Sie das Becken so weit wie möglich vom Boden ab, lösen Sie das rechte Bein und strecken Sie es aus. Die Oberschenkel befinden sich dabei auf einer Ebene. Halten Sie diese Position für 10 Sekunden. Versuchen Sie, das Becken und den gesamten Körper in der höchsten Position stabil und ruhig zu halten (2, S. 68). Bekommen Sie einen Krampf im hinteren Oberschenkel oder Schmerzen im unteren Rücken, beenden Sie die Übung.

Punktevergabe
Ich schaffe mehr als 10 Sekunden pro Seite. ▶ **4 Punkte**

Ich schaffe mehr als 7 Sekunden pro Seite. ▶ **3 Punkte**

Ich schaffe mehr als 5 Sekunden pro Seite. ▶ **2 Punkte**

Ich schaffe bis zu 4 Sekunden pro Seite. ▶ **1 Punkt**

Ich kann dies nicht ausführen, weil ich entweder wackle, zittere, das Becken kippen muss, der Oberschenkel krampft oder ein Schmerz im Rücken entsteht. ▶ **0 Punkte**

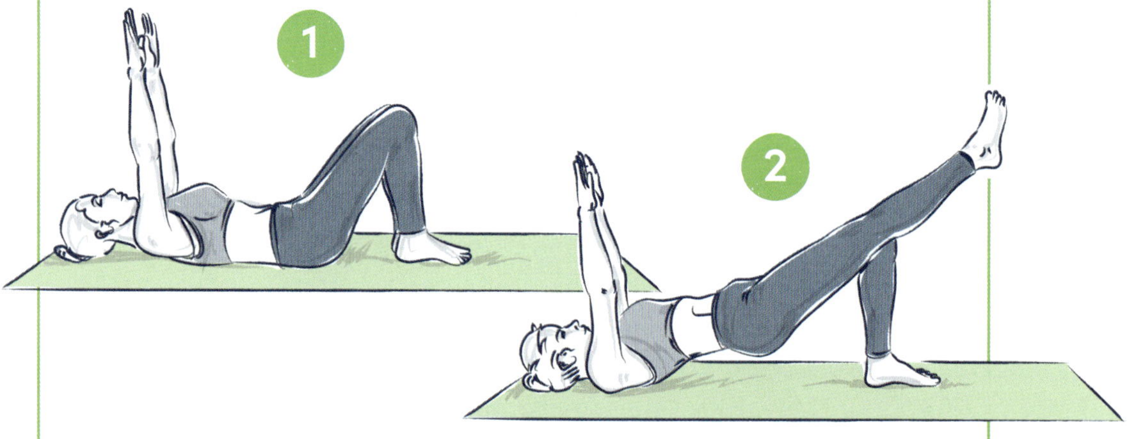

Beine
Kommen Sie in einen aufrechten, stabilen Stand und bringen Sie die Hände zum Becken (1, S. 69). Machen Sie mit dem rechten Bein einen großen Schritt nach vorn. Achten Sie auf eine langsame und stabile Bewegung. Das vordere Knie befindet sich oberhalb des Sprunggelenks, der vordere Fuß liegt gerade auf dem Boden auf. Das hintere Bein ist noch gestreckt (2, S. 69). Senken Sie nun das hintere Knie knapp über den Boden ab. Verlieren Sie dabei nicht die aufrechte Haltung im

Oberkörper (3). Strecken Sie nun wieder das hintere Bein (2) und gehen Sie anschließend kontrolliert zurück in die Ausgangsposition.

Punktevergabe

Ich schaffe mehr als 10 Wiederholungen pro Seite, ohne die Aufrichtung im Oberkörper einzubüßen und ohne zu wackeln. ▶ **4 Punkte**

Ich schaffe mehr als 7 Wiederholungen pro Seite, ohne die Aufrichtung im Oberkörper einzubüßen und ohne zu wackeln. ▶ **3 Punkte**

Ich schaffe mehr als 3 Wiederholungen pro Seite, ohne die Aufrichtung im Oberkörper einzubüßen und ohne zu wackeln. ▶ **2 Punkte**

Ich schaffe mehr als 5 Wiederholungen auf einer Seite, ohne die Aufrichtung im Oberkörper einzubüßen und ohne zu wackeln. ▶ **1 Punkt**

Ich kann dies (schmerzfrei) nicht ausführen. ▶ **0 Punkte**

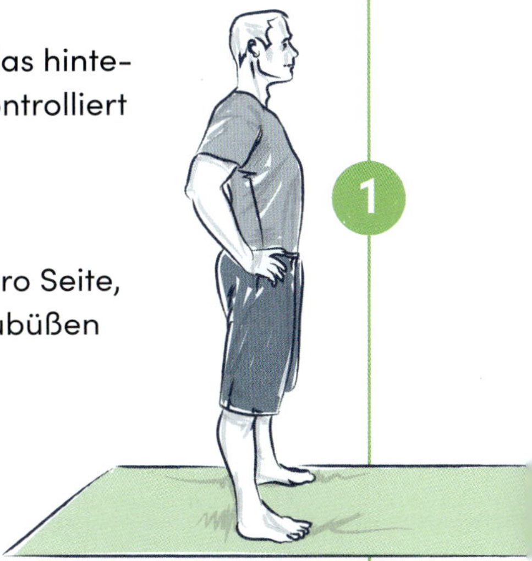

1

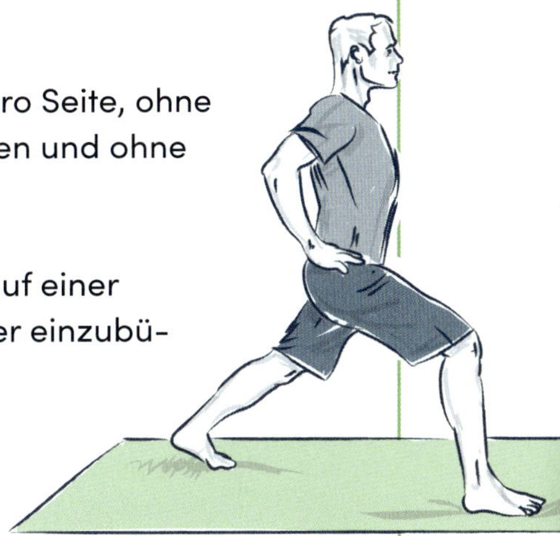

2

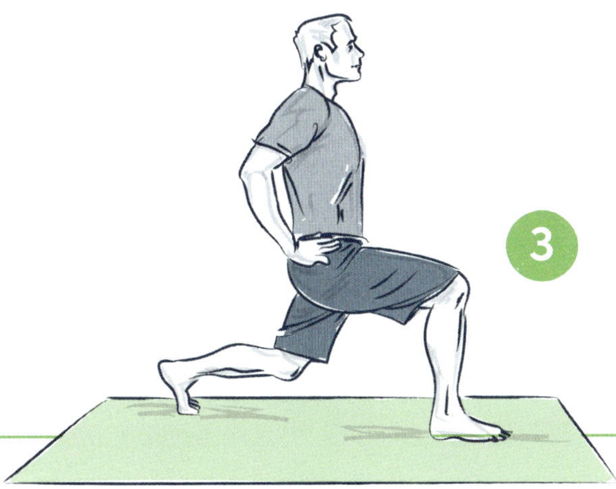

3

Balance

Zur Sicherheit stellen Sie sich nun vor eine Wand, damit Sie nicht umfallen können. Kommen Sie in einen aufrechten Stand und heben Sie das eine Bein im 90-Grad-Winkel an. Die Arme befinden sich seitlich neben dem Körper. Haben Sie eine stabile Position gefunden, versuchen Sie, die Position so lange wie möglich zu halten. Nicht erlaubt sind Positionsveränderungen, starkes Schwanken mit dem Oberkörper oder das Austarieren mit den Armen. Bei Augen- oder Innenohrerkrankungen oder Schwindel sollte die Übung nicht durchgeführt werden.

Punktevergabe

Ich schaffe mehr als 15 Sekunden auf beiden Seiten. ▶ **4 Punkte**

Ich schaffe mehr als 10 Sekunden auf beiden Seiten. ▶ **3 Punkte**

Ich schaffe mehr als 5 Sekunden auf beiden Seiten. ▶ **2 Punkte**

Ich schaffe mehr als 5 Sekunden auf einer Seite. ▶ **1 Punkt**

Ich kann dies (schmerz- oder schwindelfrei) nicht ausführen. ▶ **0 Punkte**

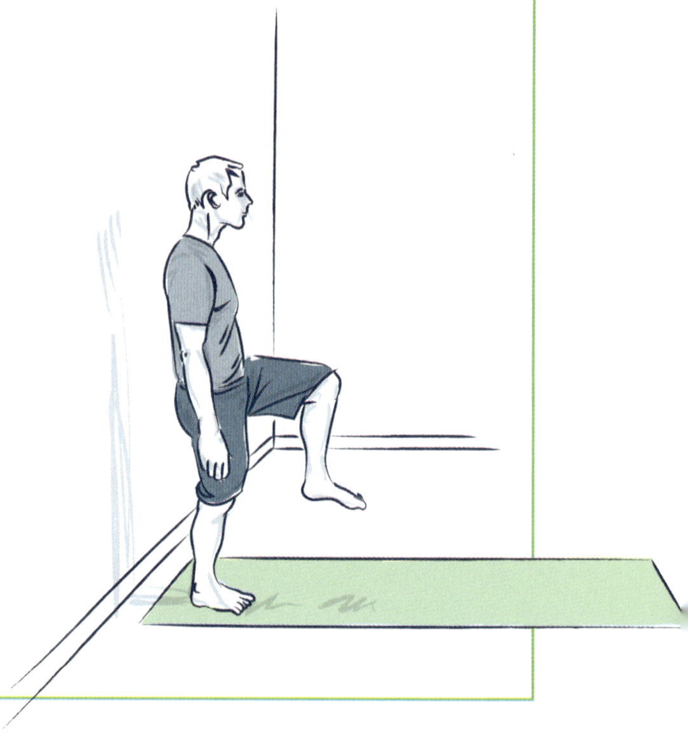

Auswertung

Zählen Sie nun alle gesammelten Punkte zusammen und errechnen Sie so Ihr Gesamtergebnis für die Kraft der großen und wichtigsten Muskelgruppen in Ihrem Bewegungsapparat. Dies stellt eine Orientierungshilfe dar, mit der Sie die Übungs- und Trainingsauswahl gezielter treffen können. Ergeben sich Schwachstellen vor allem in einem oder in zwei Bereichen, konzentrieren Sie sich ab nun auf diese.
Führen Sie diesen Test noch einmal durch, nachdem Sie drei Wochen lang regelmäßig (etwa dreimal pro Woche) Übungen aus diesem Buch gemacht haben. Sie werden relativ rasch Erfolge insbesondere in den Körperregionen feststellen, die Sie hauptsächlich trainiert haben.

19–24 Punkte: Sie verfügen derzeit über eine gute Kraft, stark! Deshalb ist ein spezieller Fokus hier momentan nicht erforderlich, vergessen Sie aber in Zukunft nicht ganz, auch Kräftigungs- und Stabilitätsübungen durchzuführen.

13–18 Punkte: Das ist schon ein gutes Ergebnis! Möglicherweise gibt es einen Hauptbereich, der nicht ganz zum Topergebnis geführt hat. Konzentrieren Sie sich ab nun auf diesen!

Bis 12 Punkte: Etwas mehr Kraft in allen großen Muskelgruppen würde guttun. Fangen Sie gleich an und legen Sie mit mir los! Suchen Sie sich eine Körperregion aus, die Ihnen am meisten Freude bereitet oder in der Sie im Moment das größte Kraftpotenzial wahrnehmen. Oder Sie beginnen mit dem Ganzkörperprogramm für Einsteiger (siehe ab S. 136).

KAPITEL 4

DIE PROGRAMME FÜR MEHR KRAFT UND STABILITÄT

In diesem Kapitel finden Sie zahlreiche Übungen für alle Körperregionen, die Sie mit dem Krafttest überprüft haben. Ob Bauch, Schultern, Rücken oder Beine – die folgenden Übungen und auch die Ganzkörperprogramme für Einsteiger und Fortgeschrittene sorgen, regelmäßig ausgeführt, umgehend für mehr Kraft und Stabilität in Ihrem Körper. Lassen Sie uns gemeinsam beginnen!

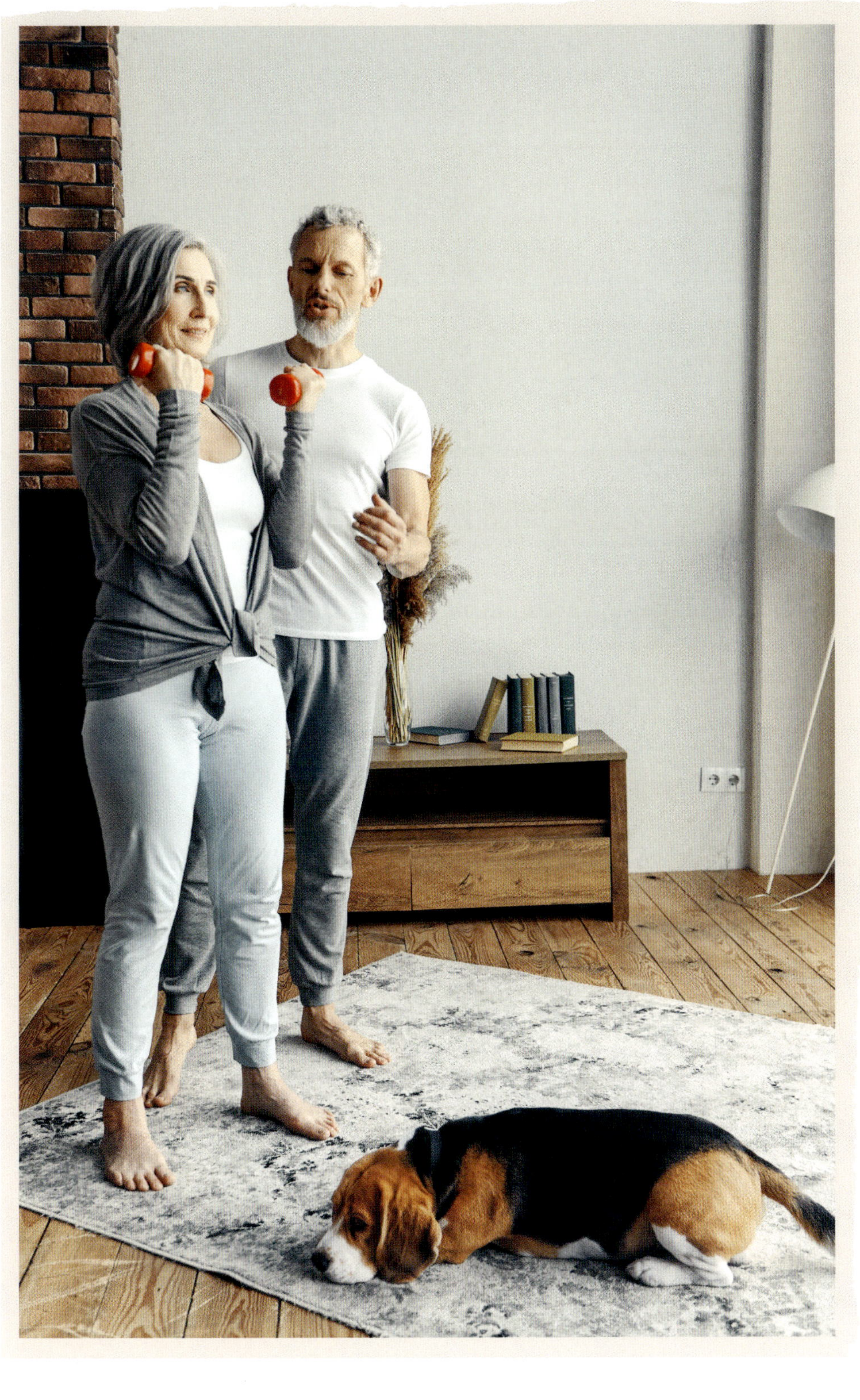

Einstieg in die Praxis

Nun geht es gleich wirklich los! Falls Sie den theoretischen Teil über das Training nur überflogen haben, ist das natürlich kein Problem. Denn Sie können auch direkt mit den Übungen anfangen und die einführenden Kapitel bei Interesse nachholen.

In zwei Teile gegliedert

Die folgenden Übungsserien habe ich bewusst in zwei Teile gegliedert, um Ihnen einen einfacheren Zugang und eine bessere Übersicht zu gewähren. Im ersten Teil finden Sie Übungen zu bestimmten Körperregionen. Dies dient einerseits dazu, Übungen für einzelne Körperstellen leichter zu finden, andererseits können Sie gleich mit Ihrer Wunschregion beginnen. Ein ausgewogenes Krafttraining beinhaltet natürlich immer mehrere oder alle Bereiche des Bewegungsapparates, doch es ist sinnvoll, mit den Bereichen anzufangen, bei denen Sie Bedarf haben: bei denen Sie im Vergleich zu anderen Stellen Ihres Körpers Defizite oder, wie ich es gern nenne, »Potenziale« in der Kraft feststellen.

Das kann beispielsweise der Fall sein, wenn Sie sich schwertun, einen sauberen Liegestütz auszuführen. Dann kann der Fokus am Anfang auf die Kräftigung der Schulter-Arm-Partie gelegt werden. Oder Sie möchten den Bauch kräftigen oder neigen zu einem übermäßigen Hohlkreuz im unteren Rücken, was darauf hindeutet, dass Sie höchstwahrscheinlich noch Potenzial in der Kräftigung Ihrer Rückenstreckermuskulatur haben. In diesem Fall beginnen Sie mit Bauch/Rücken/Gesäß. Oder Sie wünschen sich mehr Kraft und Stabilität in Ihren Beinen und tun sich schwer mit Balanceübungen. Dann würde sich dieses Kapitel zum Loslegen eignen.

Alle Übungen sind immer mit einem E (Einsteiger) oder F (Fortgeschrittene) oder beidem gekennzeichnet. Dies soll eine Orientierung im Schwierigkeitsgrad geben. Sind Sie ein absoluter Neuling auf dem Gebiet der Kraftübungen, empfehle ich Ihnen, mit den nur mit E gekennzeichneten Übungen anzufangen.

Die Ganzkörperprogramme

Im zweiten Praxisteil finden Sie zwei Ganzkörperprogramme mit je zehn Übungen. Das erste Programm ist eines für Einsteiger und enthält Übungen für die oben genannten fünf Körperregionen, ebenso wie das zweite Programm für Fortgeschrittene auch. Wenn Sie bereits mit vielen verschiedenen Übungen oder mit dem Krafttraining allgemein vertraut sind, können Sie auch mit dem Fortgeschrittenenprogramm loslegen. Aber auch für Kenner bietet das Einsteigerprogramm zahlreiche Möglichkeiten zur Entwicklung. In beiden Programmen finden sich Übungen aus den Einzelbereichen, aber auch viele, die speziell für die beiden Programme entwickelt wurden.

Erst einmal aufwärmen

Bei intensiven Kräftigungsübungen, Work-outs und auch bei den hier vorgestellten Übungen und Programmen ist eine ausreichende Vorbereitung wichtig. Anders als bei Dehn- oder Mobilisationsprogrammen müssen die Muskeln bei der Kräftigung auf ihre Arbeit »eingestimmt« werden. Aber nicht nur die Muskeln benötigen ein Aufwärmen, auch für die wichtigsten Gelenke ist es essenziell, vorab einmal durchbewegt zu werden. Dabei stehen insbesondere Hüften, Knie, Schultern und Wirbelsäule im Vordergrund.

Mir ist bewusst, dass Aufwärmen bei den meisten Sportlern und auch Nicht-Sportlern eher unbeliebt ist, denn man möchte ja gleich »richtig« loslegen. Doch betrachten Sie das Aufwärmen als integralen Bestandteil Ihres ganzheitlichen Trainingsablaufs. Besonders dann, wenn mit dem eigenen Körpergewicht trainiert wird, ist eine kleine Vorbereitung Gold wert. Dabei ist ein direkter Übergang in das folgende Training durchaus möglich und sinnvoll. Muskeln, Sehnen, Bänder und Gelenke sollten hohen Belastungen nicht durch einen Kaltstart ausgesetzt werden, da dies die Verletzungsgefahr erhöht, die Leistungsfähigkeit mindert und das Entwicklungspotenzial des Trainings begrenzt. Werden die Strukturen durch ein kurzes Warm-up besser durchblutet, regt dies auch die Nervenimpulse an, und Sehnen sowie Faszien werden elastischer und leistungsfähiger.

Schultern aufwärmen

Lassen Sie im Stehen Ihre Arme kreisen, 10 Sekunden nach vorn und 20 Sekunden nach hinten. Dabei sind große Bewegungen abwechselnd mit kleinen ideal. Mehrere Wiederholungen nach hinten sind gut, da im Alltag die Schultern ja meist die Tendenz haben, nach vorn zu fallen. Durch das ausgiebigere Kreisen nach hinten wird auch gleich die Aufrichtung im Oberkörper gefördert.

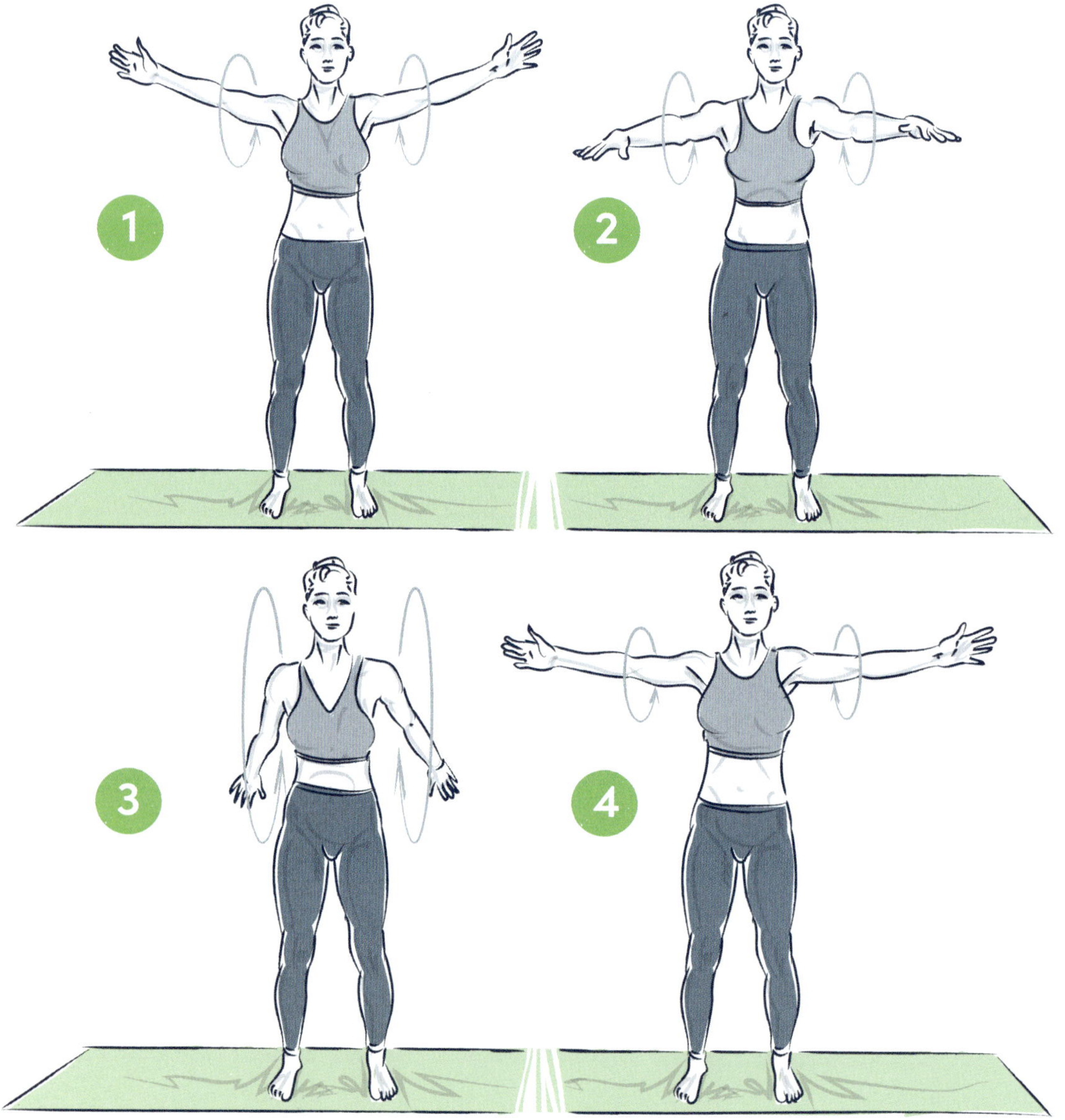

Wirbelsäule und Nacken aufwärmen

Strecken Sie beide Arme schulterbreit nach oben. Die Füße sind hüftbreit auseinander (1). Beugen Sie sich im aufrechten Stand nach rechts zur Seite (2). Nehmen Sie den Kopf in der Seitbeuge dazu und integrieren Sie so auch gleich den Nacken. Beugen Sie sich anschließend nach links (3). Wiederholen Sie das pro Seite 8-mal.

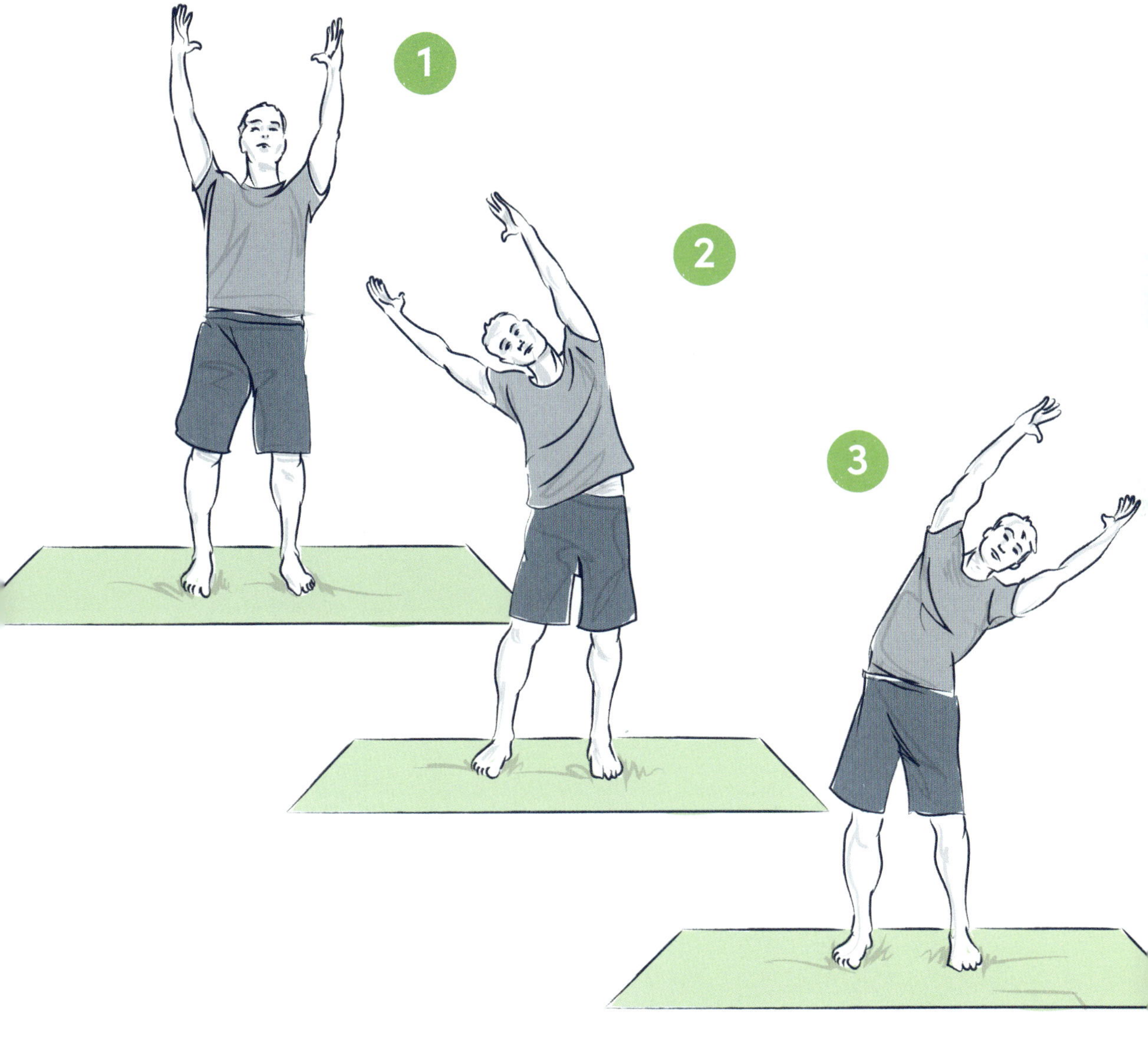

Rücken und Beine aufwärmen

Strecken Sie die Arme im Stehen nach oben und leicht nach hinten, sodass Sie eine kleine Rückbeuge aus dem oberen Rücken heraus machen (1). Beugen Sie sich nun möglichst weit aus dem Stehen nach vorn unten und greifen Sie zu den Füßen oder zum Boden. Dabei können die Knie leicht gebeugt sein (2). Wiederholen Sie das 8-mal.

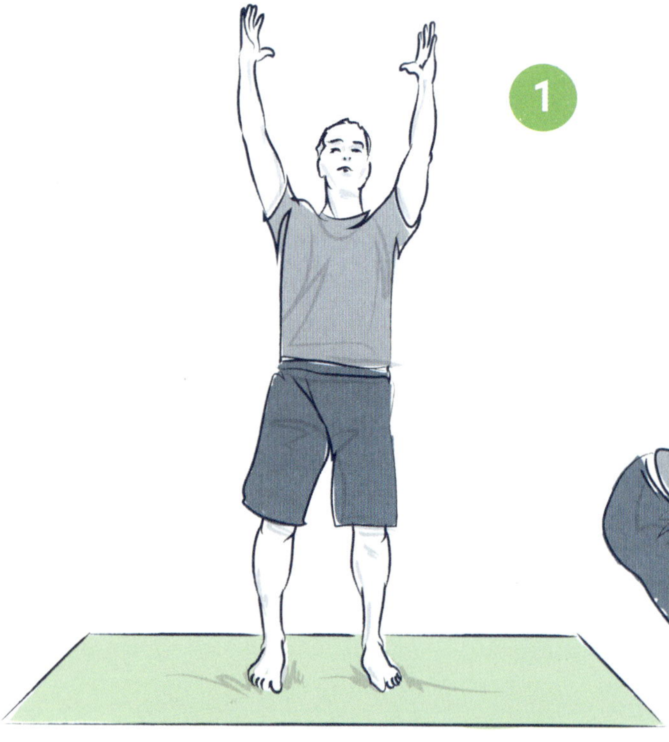

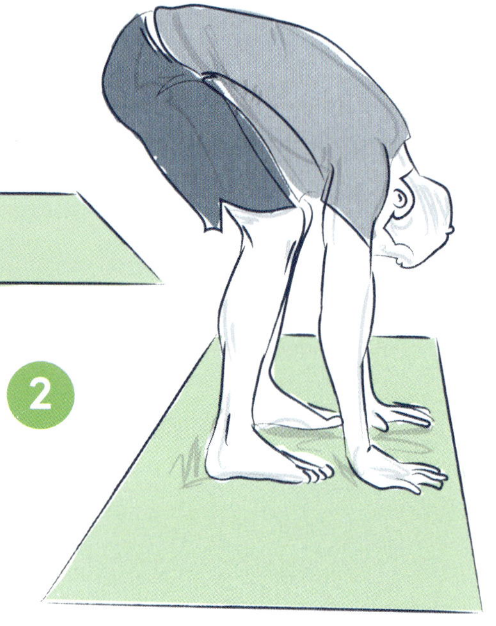

Hüften aufwärmen

Kommen Sie in den Vierfüßlerstand und platzieren Sie die Handgelenke unterhalb der Schultern sowie die Knie unterhalb der Hüften. Die Arme sind gestreckt, die Wirbelsäule bildet von Kreuzbein bis Nacken eine Linie (1). Führen Sie nun mit dem rechten Bein aus Ihrer rechten Hüfte heraus kreisende Bewegungen aus: 4-mal im Uhrzeigersinn und 4-mal gegen den Uhrzeigersinn (2). Führen Sie das Ganze anschließend mit dem anderen Bein durch.

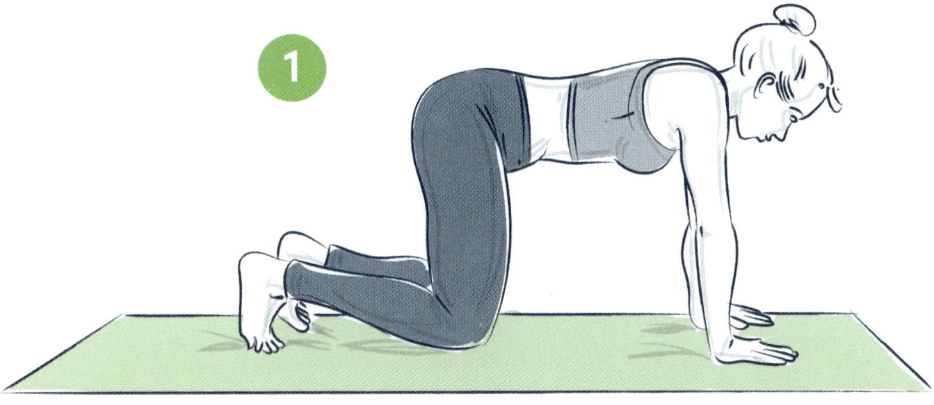

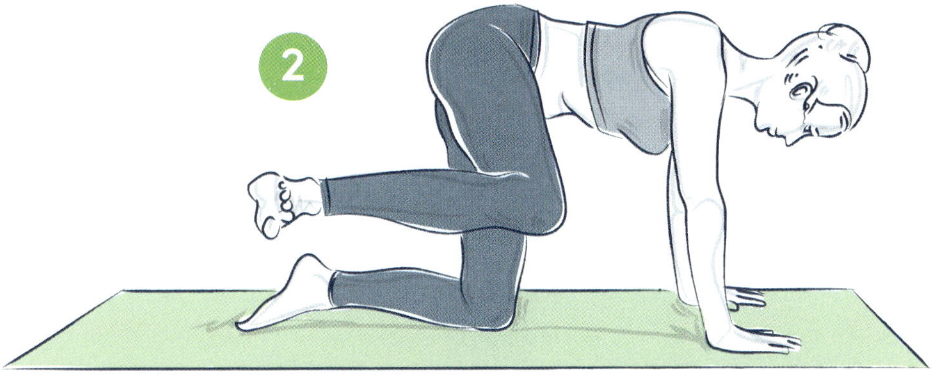

Arme aufwärmen

Gegen Ende Ihres kleinen Aufwärmprogramms können Sie schon in die erste Kräftigungsübung gehen, indem Sie die Kraft der Arme einsetzen. Dafür bleiben Sie gleich im Vierfüßlerstand (1) und schieben nun den Oberkörper mit gestreckten Armen möglichst weit nach vorn, sodass die Schultern deutlich über die Handgelenke hinausragen (2). Anschließend kommen Sie wieder zurück in den Vierfüßlerstand. Wiederholen Sie das 6-mal. Dies wäre auch schon eine Übung für die Körperregion Brust & oberer Rücken (siehe ab S. 92).

1

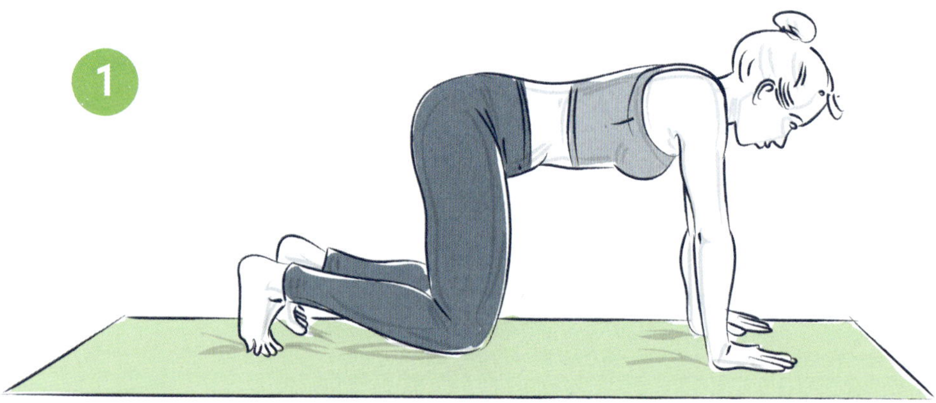

2

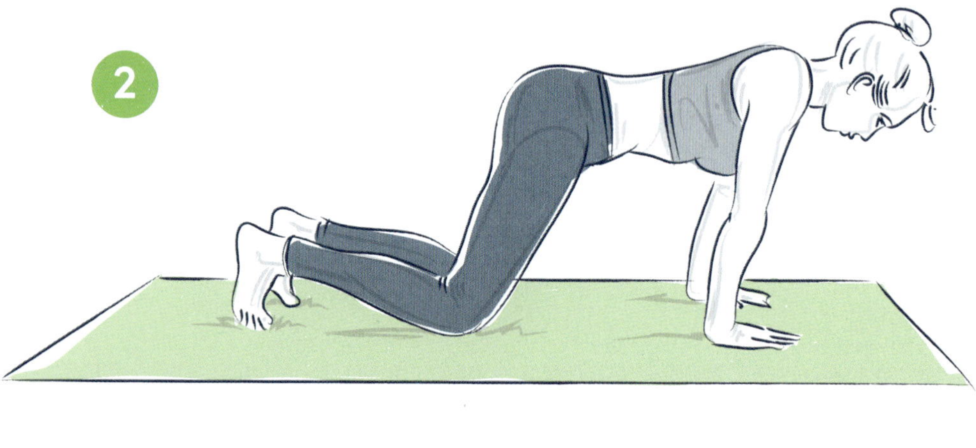

Füße

Zum Abschluss des Aufwärmprogramms kommen Sie in einen aufrechten und hüftbreiten Stand. Heben Sie den rechten Fuß so an, dass lediglich der große Zeh noch den Boden berührt. Sprung- und Kniegelenk können dabei leicht gebeugt sein. Führen Sie nun für 10 Sekunden kreisende Bewegungen in eine Richtung aus und danach für 10 Sekunden in die andere Richtung. Achten Sie darauf, dass die Bewegung möglichst leicht und locker aus dem Sprunggelenk heraus ausgeführt wird, und wechseln Sie dann die Seite.

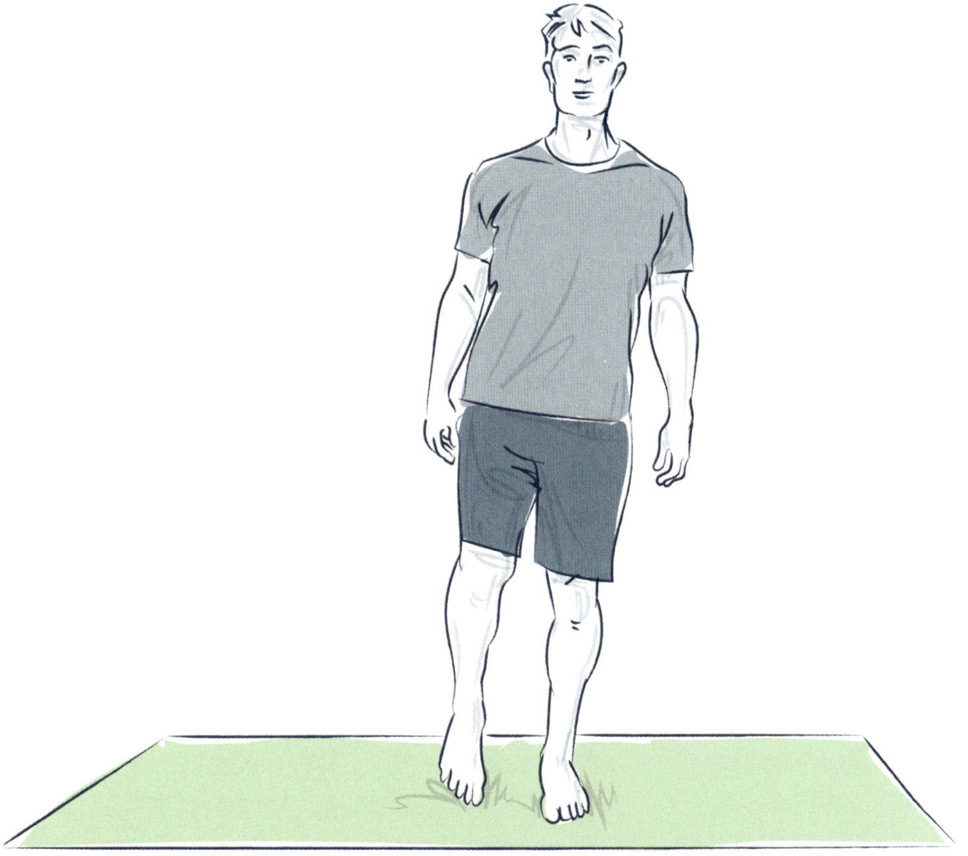

SCHULTERN & ARME

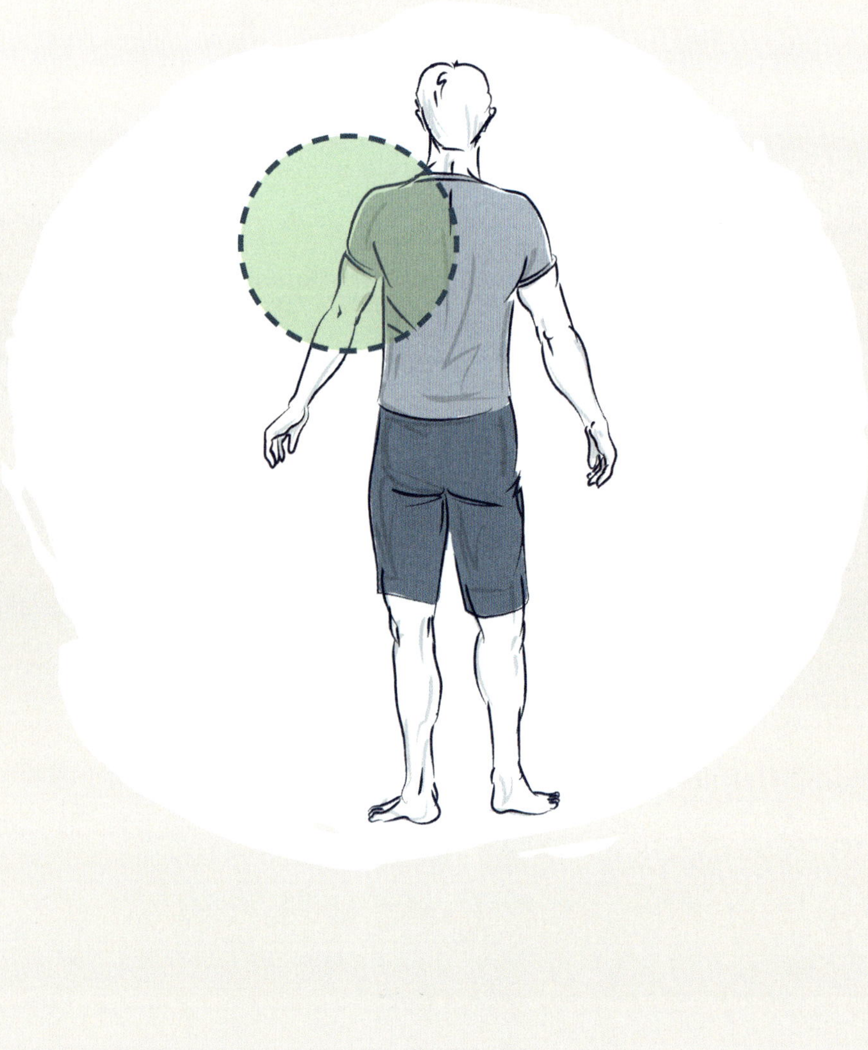

Eine sehr wichtige Region, vor allem für Frauen, ist jene der Schultern und Arme. Kraft und Kraftausdauer sind zwei bedeutende Eckpfeiler, die in diesem Bereich regelmäßig trainiert werden sollten. Bewegungsmangel, Verletzungen, Einschränkungen durch Krankheiten oder Schmerzen führen zu Schwäche in Armen und Schultern. Dies hat nicht selten Folgewirkungen für die gesamte Wirbelsäule.

Aber auch Männer sollten ein regelmäßiges Krafttraining für diese Körperregion ausüben. Dies fällt ihnen normalerweise etwas leichter als den Frauen. Trotzdem sollten beide Geschlechter regelmäßig Kraftübungen ins Training einbauen, um im Alltag fit zu bleiben.

Bei den folgenden acht Übungen finden Sie einerseits beliebte und bekannte Positionen, andererseits aber auch neue Varianten und abwechslungsreiche Übungen, die Sie im Alltag ganz locker immer wieder zwischendurch ausführen können.

Als Unterstützung werden bei drei Übungen zwei 1-Liter-Wasserflaschen verwendet. Diese können Sie zu Beginn aber auch weglassen, falls es Ihnen leichter fällt, die jeweilige Übung ohne die Flaschen auszuführen.

E Liegestützvariante Push-up

Kräftigung der Armmuskulatur

Stellen Sie sich etwa einen Meter von einem Stuhl oder einer Bank entfernt auf und stützen Sie sich mit den flachen Händen schulterbreit darauf ab. Die Beine sind hüftbreit geöffnet und gestreckt. Der Oberkörper sollte eine gerade Linie bilden. Achten Sie darauf, nicht ins Hohlkreuz zu sinken und auch den Nacken lang zu lassen (1). Beugen Sie nun die Ellbogen, bis die Stirn fast die Auflagefläche des Stuhls oder der Bank berührt. Dabei atmen Sie aus. Achten Sie darauf, dass die Ellbogen nicht nach außen ausweichen. Das Gesäß zeigt nun nach oben (2). Kommen Sie mit der Einatmung wieder in die Ausgangsposition und strecken Sie die Arme.

Wiederholen Sie die Übung, sooft es möglich ist. Achten Sie auf eine saubere Ausführung. Qualität vor Quantität.

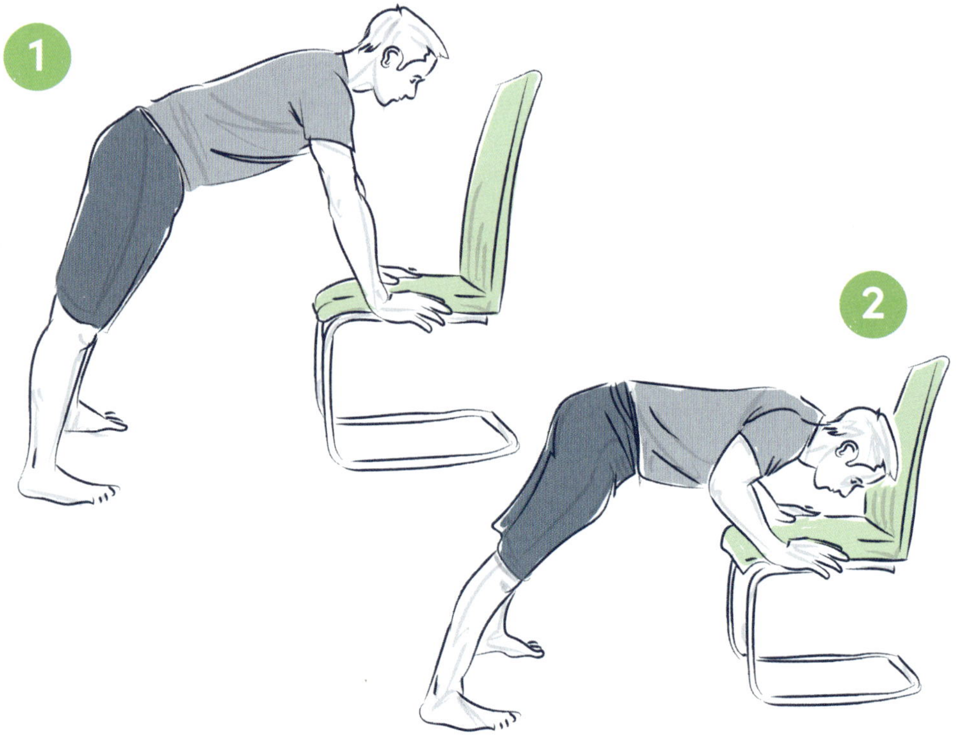

E Liegestützvariante knieend für Einsteiger

Kräftigung der Arm-, Bauch-, Gesäß- und Rückenmuskulatur

Kommen Sie auf die Knie, stellen Sie die Zehen auf und platzieren Sie die Hände nicht unterhalb der, sondern etwas vor den Schultern. Die Finger zeigen gerade nach vorn. Konzentrieren Sie sich nun darauf, die Körpermitte anzuspannen, um ein Durchhängen im unteren Rücken zu vermeiden (1). Beugen Sie anschließend mit der Ausatmung die Ellbogen, die nicht nach außen driften, sondern am Körper anliegend bleiben. Versuchen Sie, mit der Nasenspitze den Boden zu berühren (2).

Wiederholen Sie die Übung, sooft es möglich ist. Achten Sie auf eine saubere Ausführung. Qualität vor Quantität. Schaffen Sie fünf Wiederholungen oder mehr, können Sie die klassische Variante des Liegestützes mit gestreckten Beinen probieren.

1

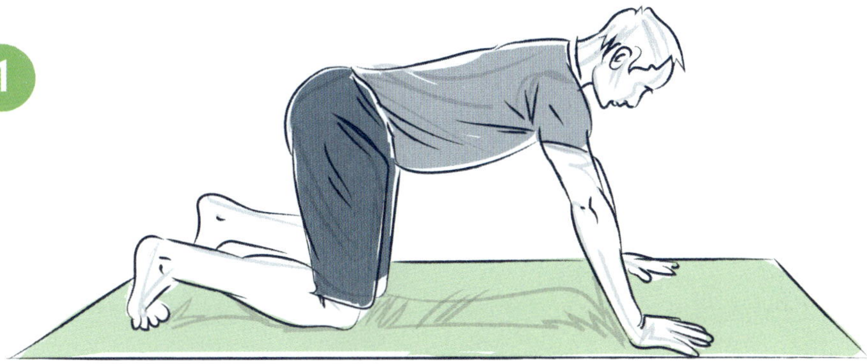

2

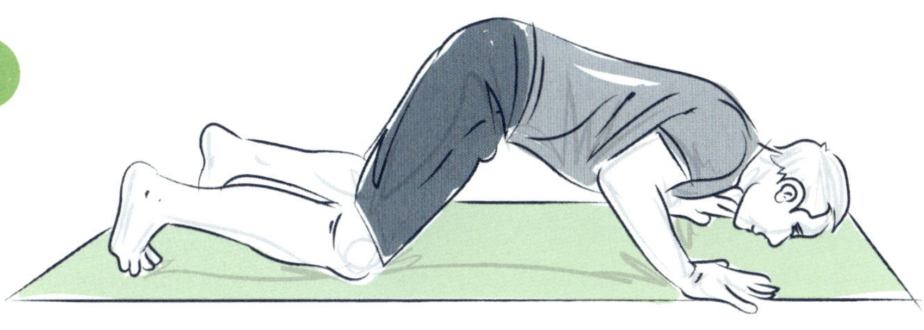

Kräftigung der Arm-, Trizeps- und Schultermuskulatur

Stützen Sie sich mit den Händen hinten auf einer Auflagefläche ab, beispielsweise auf einem Stuhl oder an einer Sofakante. Die Arme sind gestreckt schulterbreit geöffnet. Die Beine sind gebeugt, die Fersen befinden sich unterhalb der Knie. Der Oberkörper ist aufrecht (1). Atmen Sie nun aus, senken Sie das Gesäß so weit wie möglich ab und beugen Sie Knie sowie Ellbogen. Der Oberkörper behält seine aufrechte Position. Versuchen Sie, möglichst weit nach unten zu kommen (2). Strecken Sie anschließend wieder die Arme und kommen Sie in die Ausgangsposition zurück.

Wiederholen Sie die Übung, sooft es möglich ist. Achten Sie auf eine saubere Ausführung. Qualität vor Quantität.

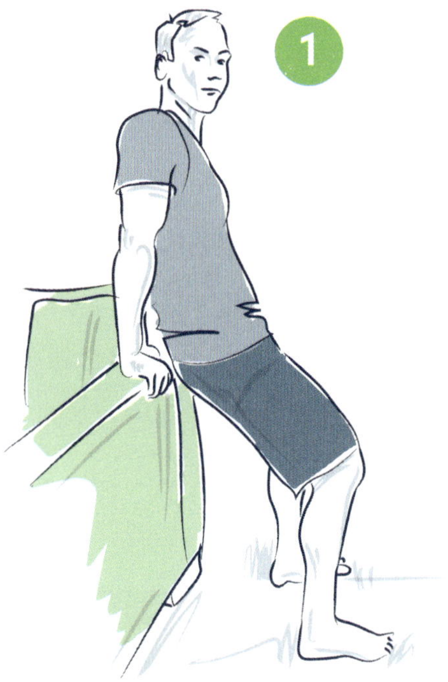

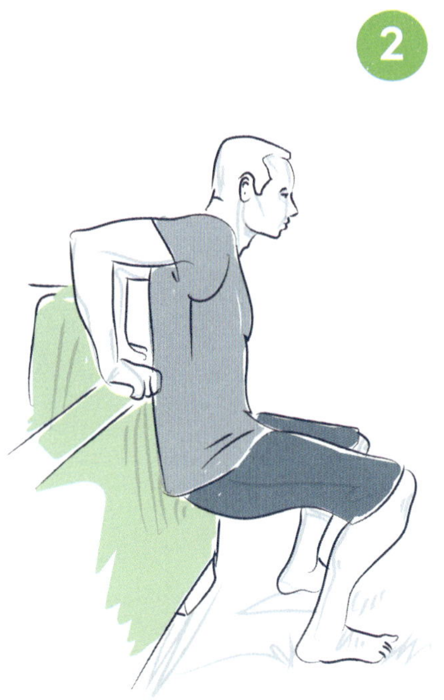

E Schulterheben in drei Varianten

Nehmen Sie für diese Übung zwei 1-Liter-Wasserflaschen oder ähnliche Gegenstände zur Hand. Mehr Gewicht braucht es nicht, da die Genauigkeit der Ausführung im Vordergrund steht. Um alle Anteile des Deltamuskels zu trainieren, wird die Übung in drei Varianten durchgeführt.

Variante 1: Seitliches Schulterheben

Kräftigung von seitlichem Deltamuskel und Schulterblattmuskulatur

Stellen Sie sich aufrecht hin und platzieren Sie Ihre Arme seitlich am Körper (1). Führen Sie nun mit den leichten Gewichten in den Händen die Arme nach oben auf Schulterhöhe. Beide Arme sind gerade zur Seite gestreckt. Die Handrücken zeigen zur Decke, die Daumen drehen leicht in Richtung Boden für eine kleine Innenrotation in der Schulter (2). Senken Sie anschließend die Arme langsam wieder ab; bleiben Sie dabei aber mit dem Fokus auf der Muskelaktivierung in Armen und Schultern.

Wiederholen Sie die Übung 10-mal. Achten Sie auf einen langsamen und kontrollierten Ablauf.

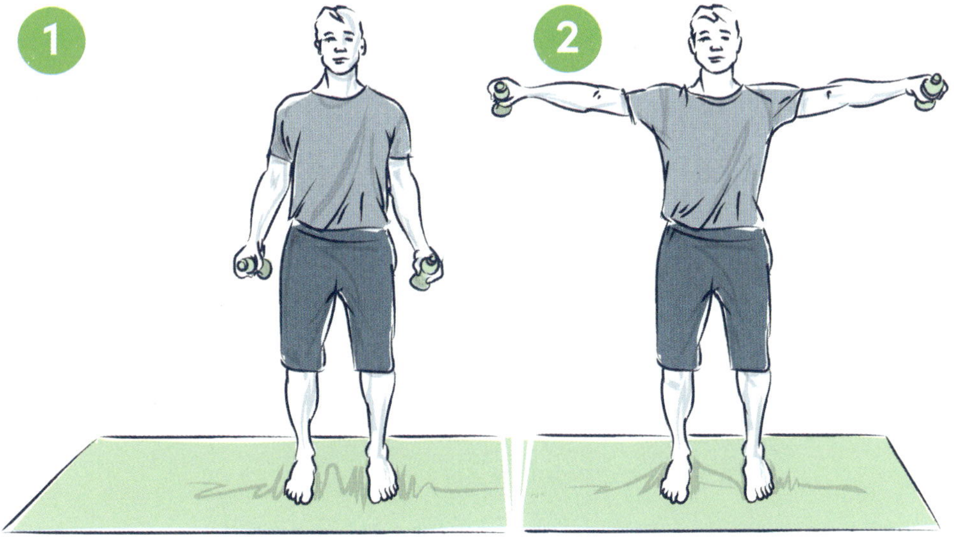

Variante 2: Seitliches Schulterheben in der Vorbeuge

Kräftigung des hinteren Deltamuskels und der Schulterblattmuskulatur

Diese Variante funktioniert ähnlich wie die vorige. Der Unterschied liegt darin, dass der Oberkörper bei hüftbreitem Stand knapp 90 Grad nach vorn gebeugt ist, während die Knie leicht gebeugt werden. Achten Sie darauf, dass der Rücken gerade ist und die Arme stets gestreckt bleiben (1). Heben Sie nun mit dem Einatmen die Arme mit den leichten Gewichten seitlich an. Dabei konzentrieren Sie sich auf die Muskelkontraktion am höchsten Punkt. Die Schulterblätter ziehen etwas zueinander (2). Kommen Sie anschließend wieder in die Ausgangsposition.

Wiederholen Sie die Übung 10-mal. Achten Sie auf einen langsamen und kontrollierten Ablauf.

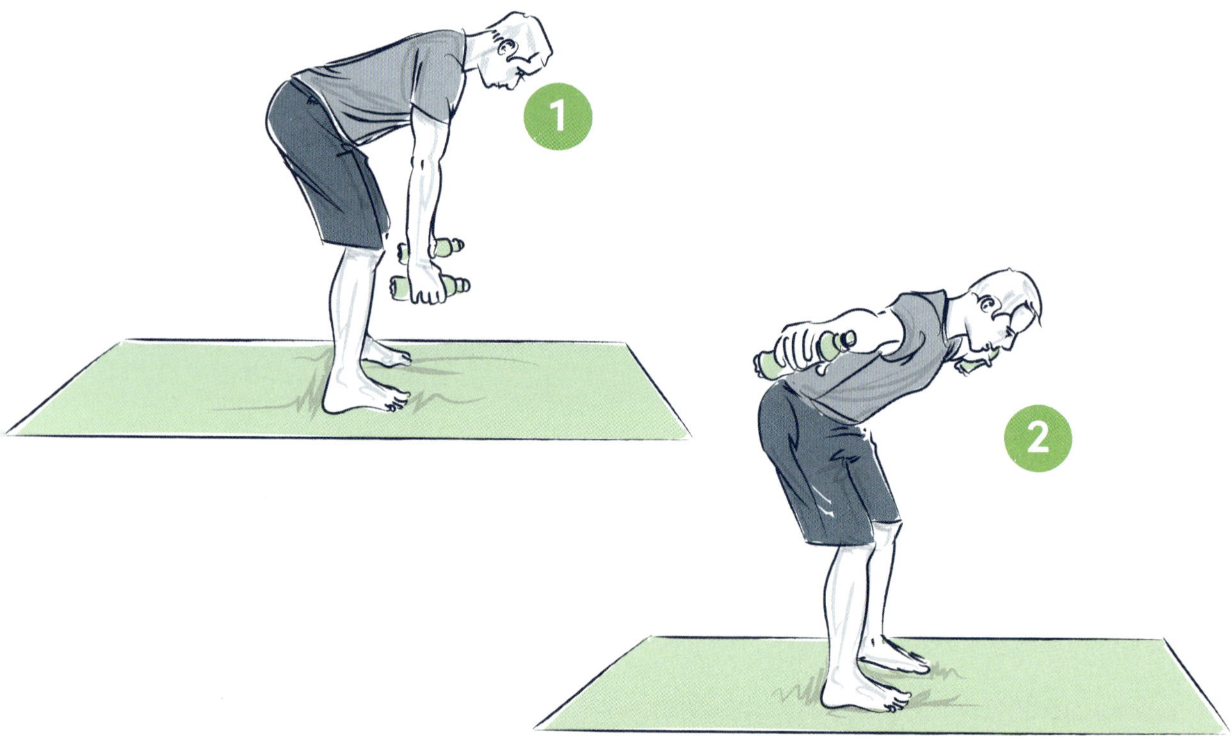

Variante 3: Frontales Schulterheben in der Vorbeuge

Kräftigung des vorderen Deltamuskels und der Schulterblattmuskulatur

Kommen Sie wieder in den hüftbreiten Stand mit leicht gebeugten Knien und mit nach vorn gebeugtem Oberkörper. Die Arme sind gestreckt, die Hände halten die leichten Gewichte. Achten Sie darauf, die Streckung der Arme beizubehalten (1). Heben Sie nun die schulterbreit geöffneten Arme gerade nach vorn an, bis sie sich etwa in Verlängerung des Rückens befinden. Aktivieren Sie die Bauchmuskeln und halten Sie die Spannung kurz (2). Anschließend senken Sie die Arme wieder ab.

Wiederholen Sie die Übung 10-mal. Achten Sie auf einen langsamen und kontrollierten Ablauf.

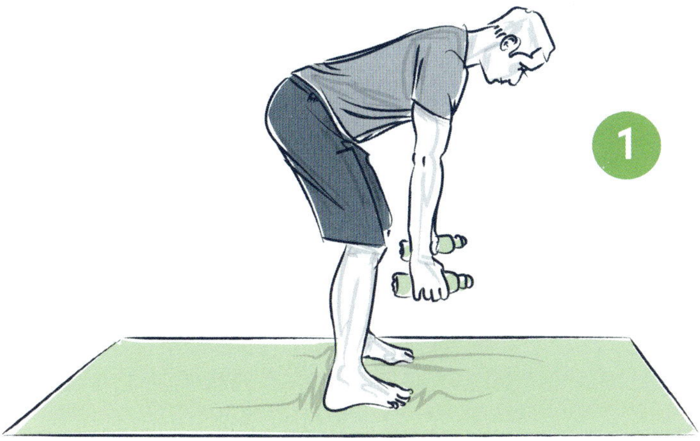

1

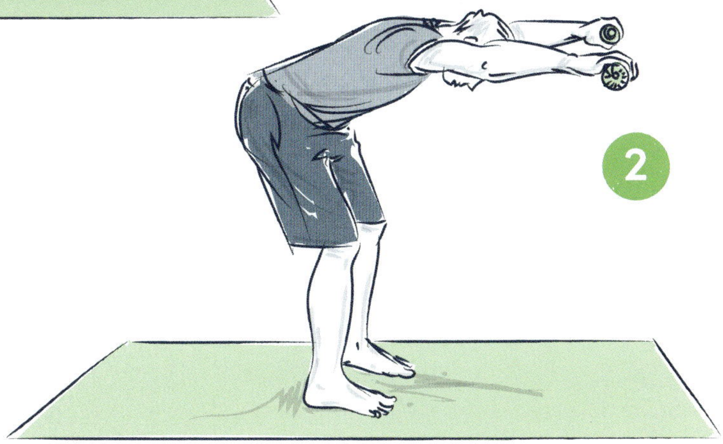

2

E Armheber im Stehen

Kräftigung der Arm- und Trizepsmuskulatur

Kommen Sie im hüftbreiten Stand in eine leichte Hocke und senken Sie dabei das Gesäß etwas nach hinten ab. Die Arme befinden sich gestreckt seitlich neben dem Körper, wobei die Handflächen zueinander zeigen. Richten Sie die Schulterblätter etwas nach unten und innen zur Wirbelsäule hin aus. Dies dient der Stabilisierung der Arme und des Oberkörpers. Der Nacken ist lang und befindet sich in Verlängerung der Wirbelsäule (1). Heben Sie die Arme nun so weit wie möglich nach hinten und oben an und atmen Sie dabei ein (2). Beim Ausatmen senken Sie sie wieder in die Ausgangsposition ab.

Wiederholen Sie die Übung 10-mal. Sie können den Schwierigkeitsgrad erhöhen, indem Sie das Gesäß tiefer absenken. Achten Sie auf einen langsamen und kontrollierten Ablauf.

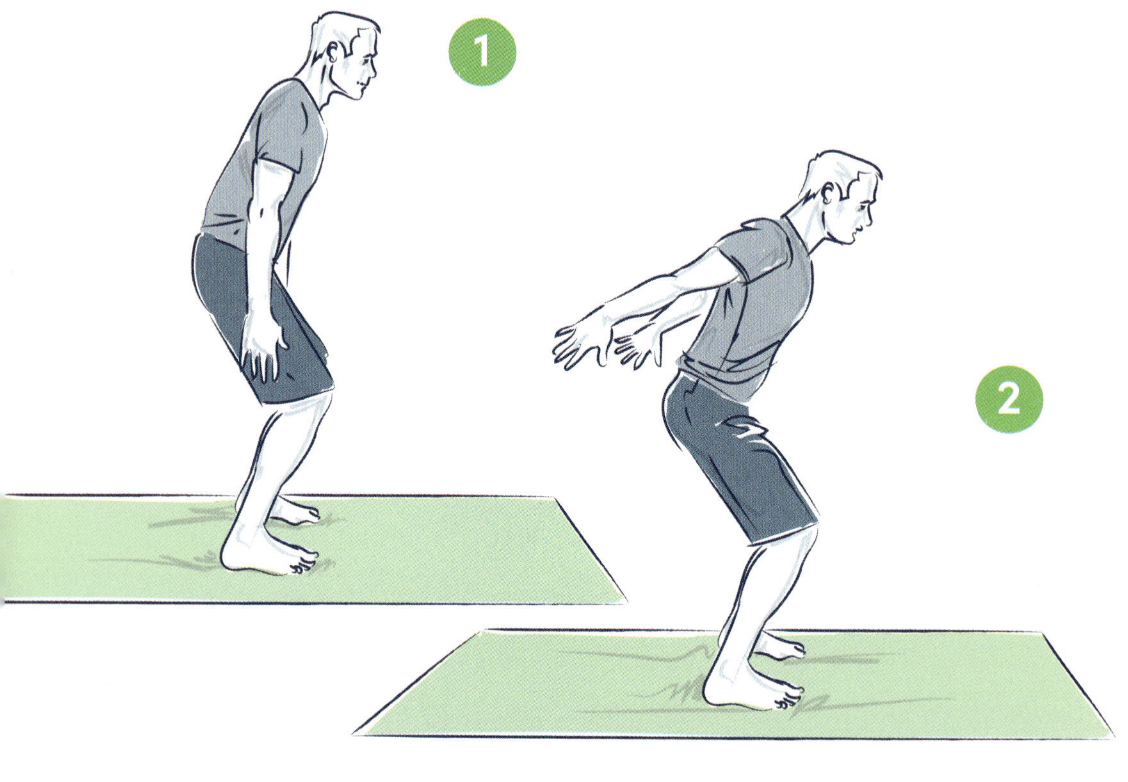

F Armheber im knieenden Unterarmstand

Kräftigung der Arm-, Schulter- und Schulterblattmuskulatur

Kommen Sie in den vereinfachten Unterarmstand auf den Knien. Dabei befinden sich die Ellbogen nicht unterhalb, sondern etwas vor den Schultern. Die Unterarme und Finger sind parallel und gerade nach vorn gestreckt (1). Heben Sie nun einen Arm gestreckt nach vorn an. Dabei sollte der Arm bis auf Höhe der Verlängerung des Rückens angehoben werden (2). Achten Sie darauf, dass der Arm weiterhin ganz gestreckt bleibt und Sie nicht mit dem Oberkörper ausweichen (z. B. rechte Oberkörperseite dreht auf, wenn der rechte Arm gestreckt wird).

Setzen Sie den Arm nun wieder ab und wiederholen Sie dies auf der gleichen Seite, sooft es möglich ist. Dann wechseln Sie die Seite. Achten Sie auf einen langsamen und kontrollierten Ablauf.

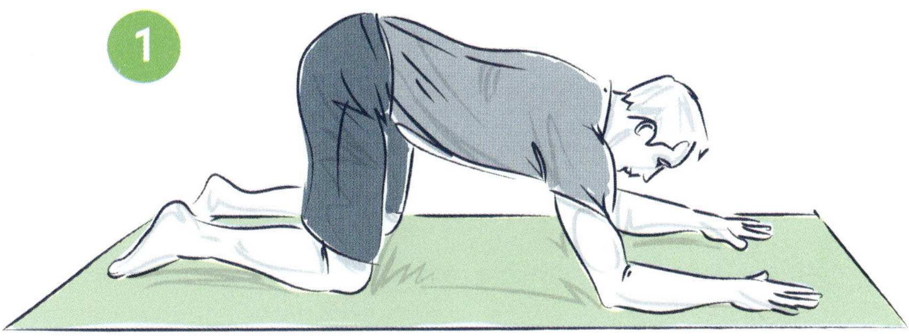

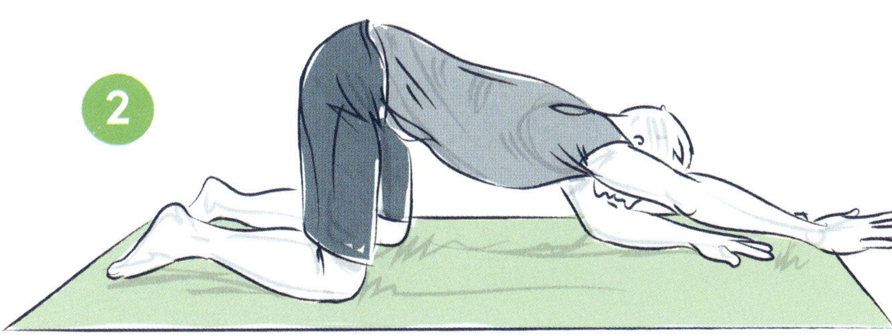

BRUST & OBERER RÜCKEN

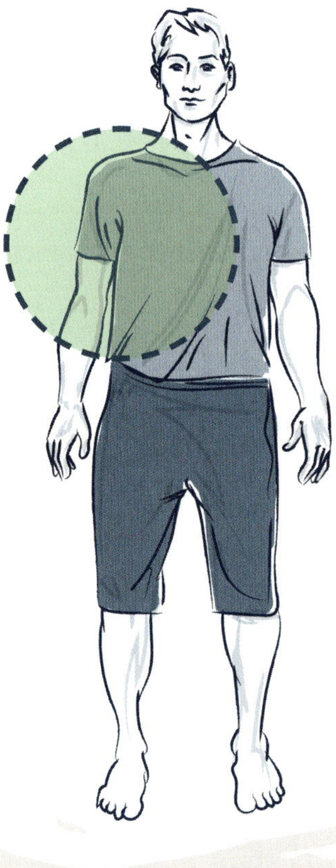

Für eine aufrechte Haltung ist eine kräftige Brust- und Rückenmuskulatur unumgänglich. Nur dann können wir mühelos den Bewegungsapparat immer wieder in seine aufrechte Haltung zurückführen. Unterschätzt wird oft die Tatsache, dass das Training einer Körperregion auch Auswirkungen auf andere Regionen hat. So werden Sie bei den Übungen für die Brust und den oberen Rücken auch positive Trainingserfolge für Schultern und Arme erzielen, aber auch für die Core Stability, also die Kraft aus der Körpermitte.

Der Vorteil eines funktionellen Krafttrainings ohne Geräte ist zweifellos, dass jede einzelne Übung immer auf mehrere, oft auch auf sehr viele verschiedene Regionen im Körper wirkt. Damit potenzieren Sie Ihre eigenen Erfolge auf sehr ökonomische Art und Weise.

Bei zwei Übungen können Sie als Unterstützung wieder zwei 1-Liter-Wasserflaschen verwenden.

E+F Bärengang

Kräftigung der Arm-, Trizeps- und Core-Muskulatur

Setzen Sie Ihre Hände aus dem Stand ungefähr 50 Zentimeter vor sich auf dem Boden auf (1). Sie können den Bärengang in zwei unterschiedlichen Varianten ausführen. Für die Einsteigervariante setzen Sie diagonal Fuß (z. B. linker Fuß) und Hand (z. B. rechte Hand) gleichzeitig nach vorn auf und führen das abwechselnd durch (2). Bei der fortgeschrittenen Variante setzen Sie Hand und Fuß auf derselben Seite gleichzeitig nach vorn auf. Machen Sie nun 10 Schritte pro Seite vorwärts.

Dies ist eine wunderbare Übung für Koordination, Rhythmus und Stabilität, wie man sie beim Gehen und bei sportlichen Aktivitäten benötigt. Dabei trainieren Sie viele verschiedene Muskeln gleichzeitig. Die Übung eignet sich sowohl für Einsteiger als auch für Fortgeschrittene.

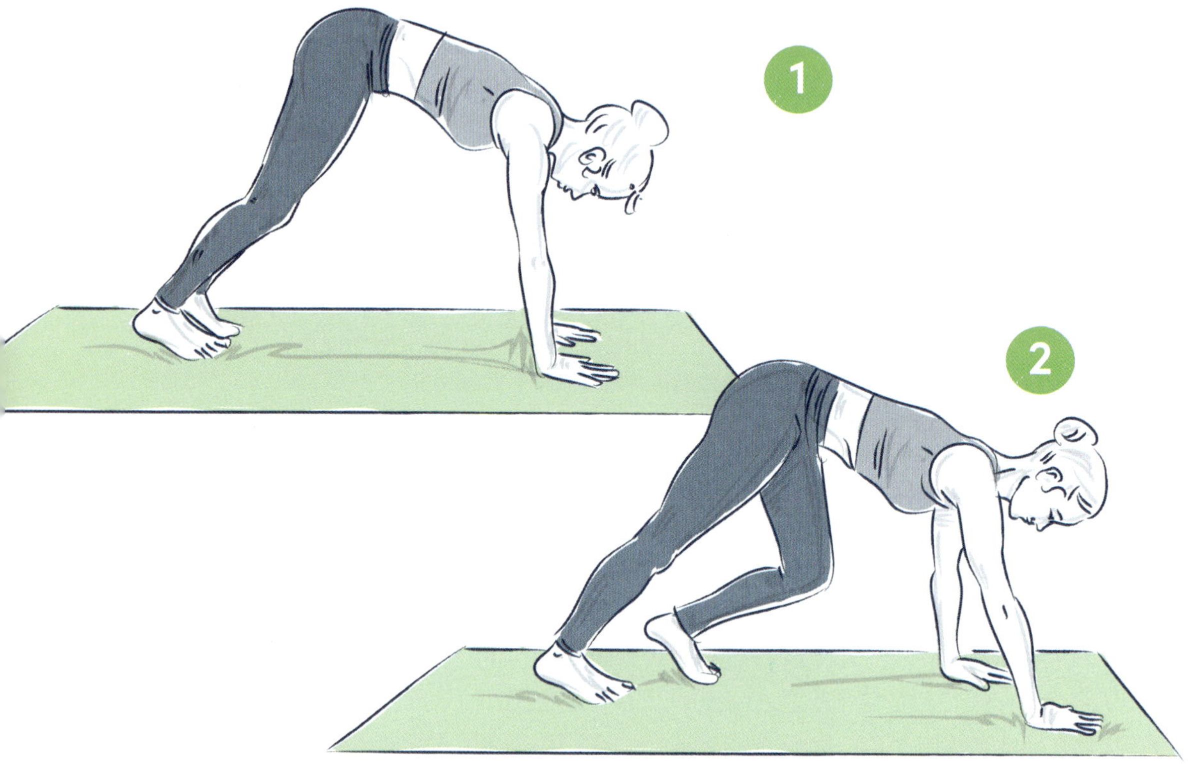

E Easy Chest

Kräftigung der Brustmuskulatur

Nehmen Sie sich zwei 1-Liter-Wasserflaschen oder andere leichte Gewichte und legen Sie sich auf dem Rücken mit aufgestellten Beinen ab. Die Füße pressen Sie fest in den Boden, die Arme strecken Sie horizontal auf Schulterhöhe am Boden zur Seite (1). Heben Sie nun die Arme an und bringen Sie die Hände zueinander. Achten Sie darauf, dass die Arme stets gestreckt bleiben (2). Senken Sie anschließend die Arme wieder in die Ausgangsposition ab.

Wiederholen Sie die Übung 10-mal. Achten Sie auf einen langsamen und kontrollierten Ablauf.

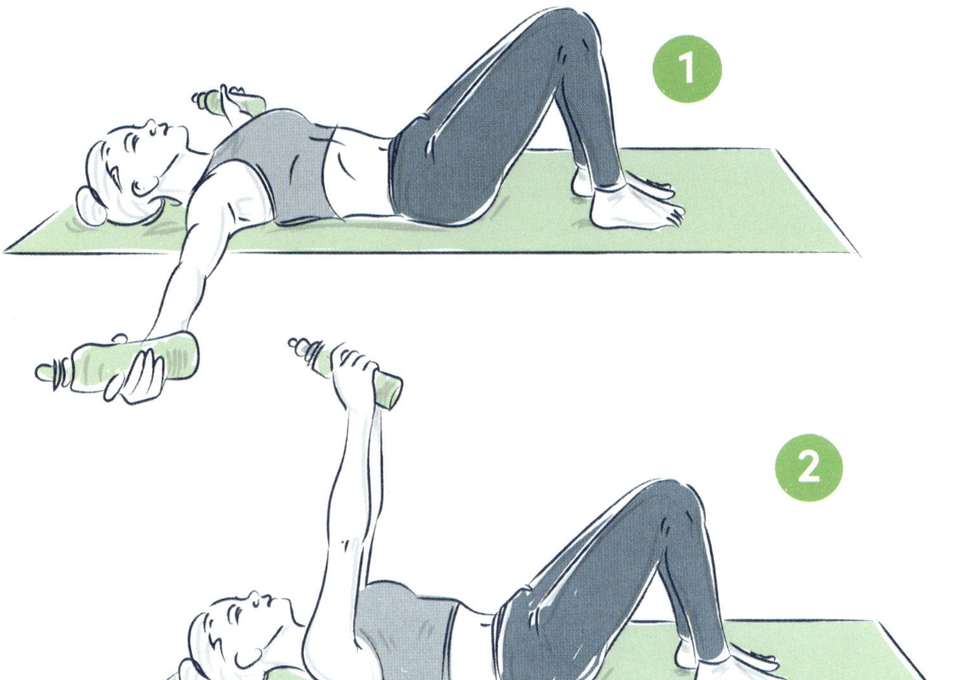

E+F Schulterstrecker

Kräftigung des oberen Rückens und der Schultermuskulatur

Kommen Sie in die Bauchlage und strecken Sie Arme und Beine aus (1). Heben Sie nun beide Arme, den Kopf und das Brustbein an. Dabei geht es nicht darum, wie weit Sie nach oben kommen. Wichtig ist, dass sich der Nacken in der Verlängerung der Wirbelsäule befindet. Entwickeln Sie einen leichten Zug mit den Händen nach vorn und den Zehen nach hinten. Während Sie die Arme heben, atmen Sie ein (2). Senken Sie die Arme wieder langsam und konzentriert ab und atmen Sie aus.

Wiederholen Sie die Übung 10-mal. Achten Sie auf einen langsamen und kontrollierten Ablauf und dass Sie nicht in ein übermäßiges Hohlkreuz im unteren Rücken sinken.

1

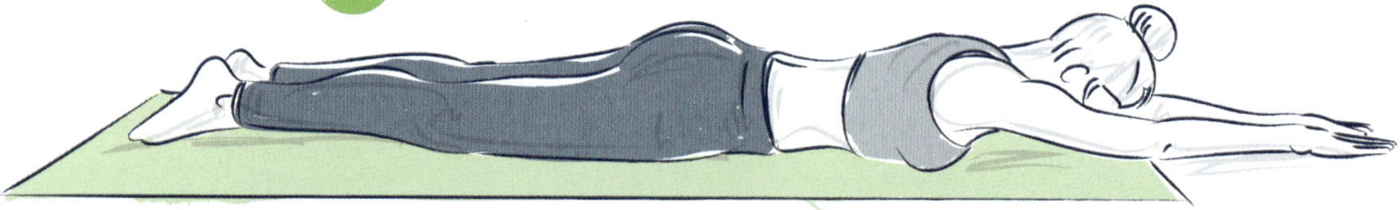

2

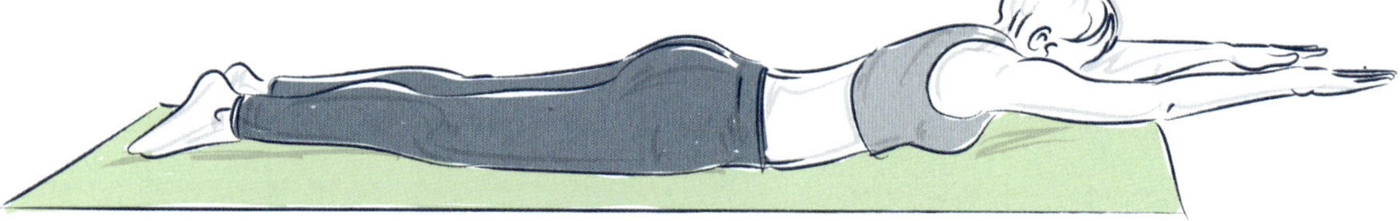

F Chest Burner

Kräftigung der Arm- und Brustmuskulatur

Öffnen Sie im Stehen die Beine etwas weiter als hüftbreit und beugen Sie etwas die Knie, während das Gesäß absinkt. Der Oberkörper behält eine aufrechte Position. Nehmen Sie leichte Gewichte wie zwei Wasserflaschen in beide Hände (1). Heben Sie nun die Arme mit gebeugten Ellbogen an. Dabei verändern Sie nicht die Position in Beinen und Oberkörper (2). Kommen Sie wieder zurück in die Ausgangsposition.

Wiederholen Sie die Übung 8-mal. Achten Sie auf einen langsamen und kontrollierten Ablauf und dass Sie nicht in ein übermäßiges Hohlkreuz im unteren Rücken sinken.

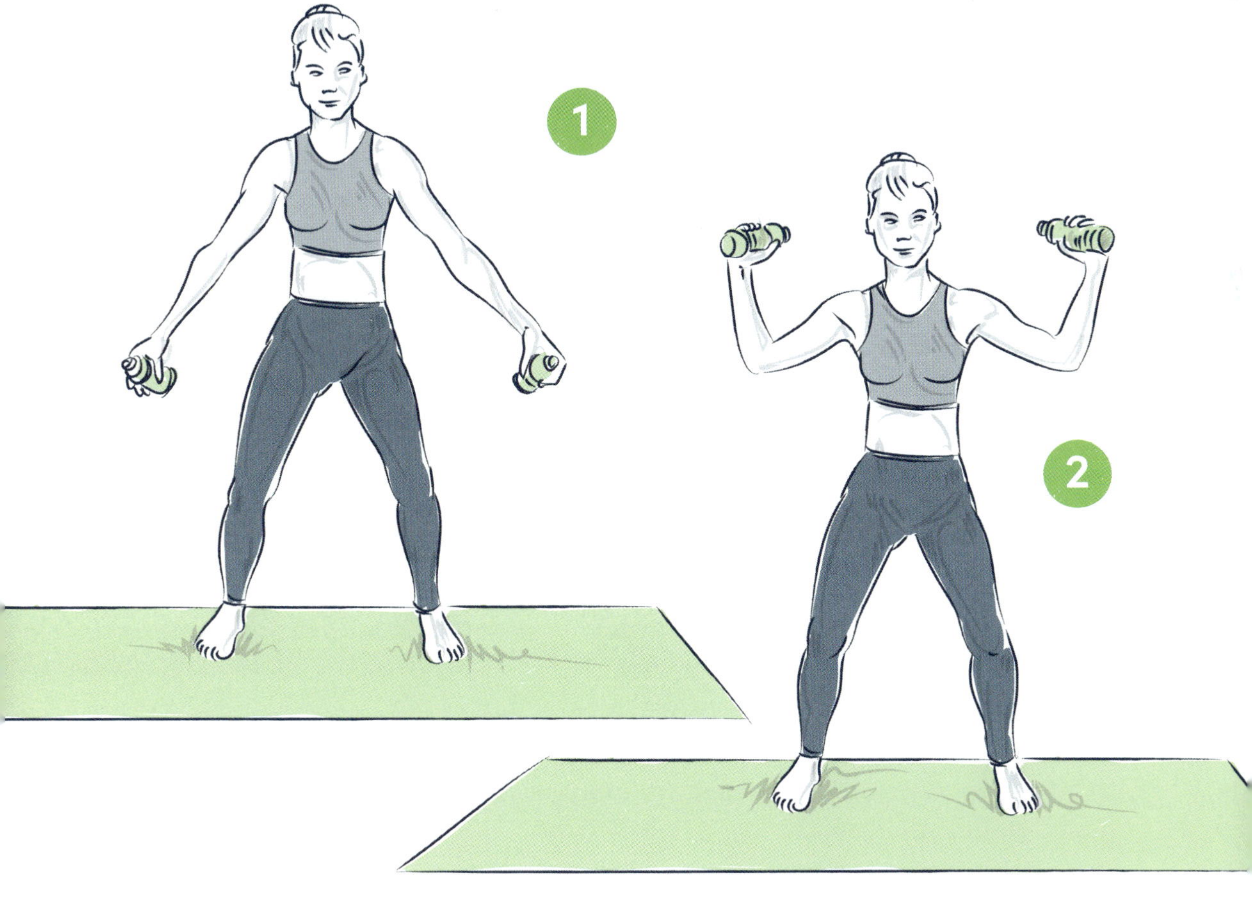

Kräftigung der Arm- und Brustmuskulatur

Kommen Sie in den Vierfüßlerstand. Die Handgelenke befinden sich unterhalb der Schultern, die Knie unterhalb der Hüfte. Die Zehen sind aufgestellt (1). Schieben Sie nun den Oberkörper mit gestreckten Armen möglichst weit nach vorn, sodass die Schultern deutlich über die Handgelenke hinausragen (2). Kommen Sie anschließend wieder zurück in die Ausgangsposition des klassischen Vierfüßlerstands.

Wiederholen Sie die Übung 10-mal. Achten Sie auf einen langsamen und kontrollierten Ablauf.

1

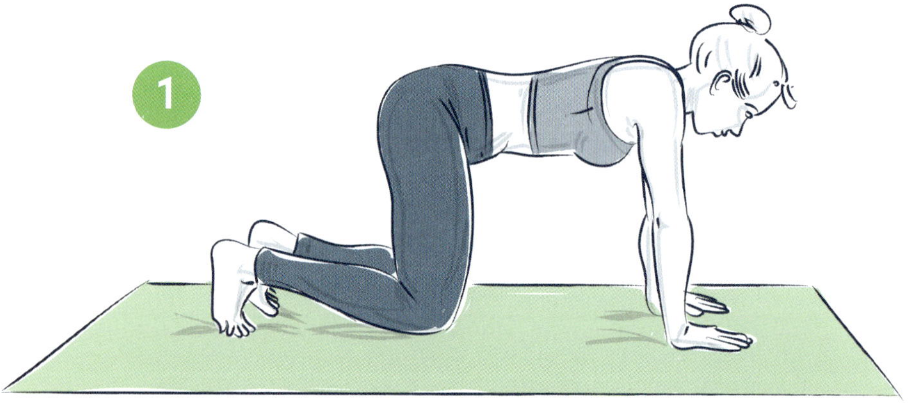

2

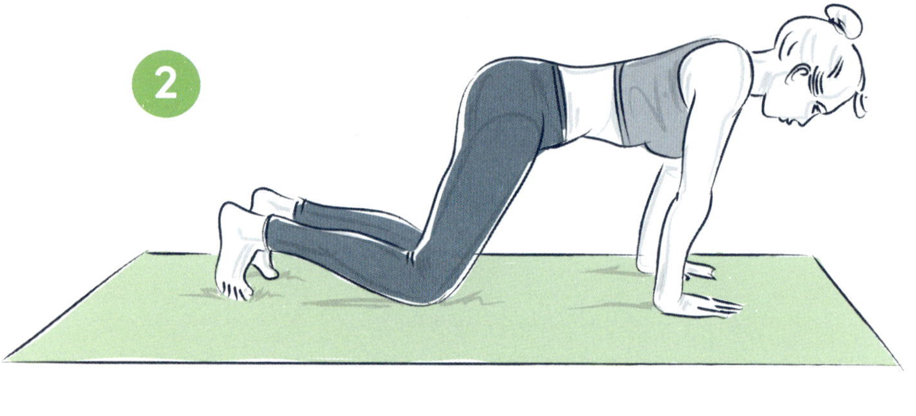

F Chest Fall

Kräftigung der Arm- und Brustmuskulatur

Kommen Sie in den klassischen Vierfüßlerstand. Die Handgelenke befinden sich unterhalb der Schultern, die Knie unterhalb der Hüfte. Greifen Sie nun mit den Händen etwa 20 Zentimeter nach außen und 20 Zentimeter nach vorn (1). Schieben Sie den Oberkörper nach vorn und beugen Sie die Ellbogen. Senken Sie das Brustbein und berühren Sie, wenn es möglich ist, mit der Nasenspitze den Boden (2). Kommen Sie anschließend wieder in die Ausgangsposition zurück.

Wiederholen Sie die Übung, sooft es möglich ist. Achten Sie auf einen langsamen und kontrollierten Ablauf.

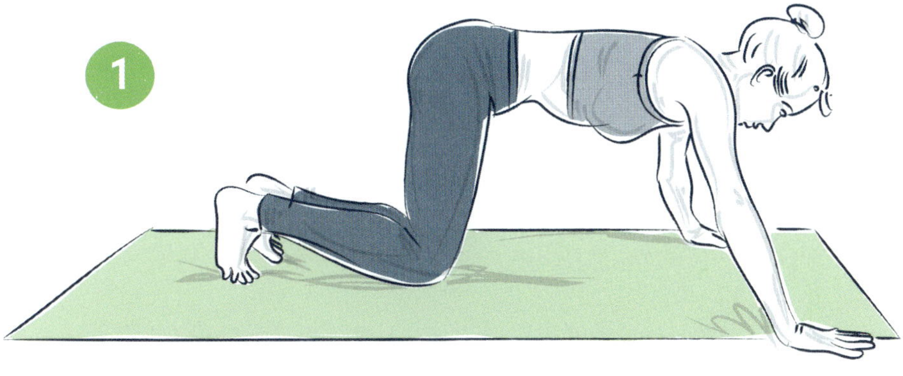

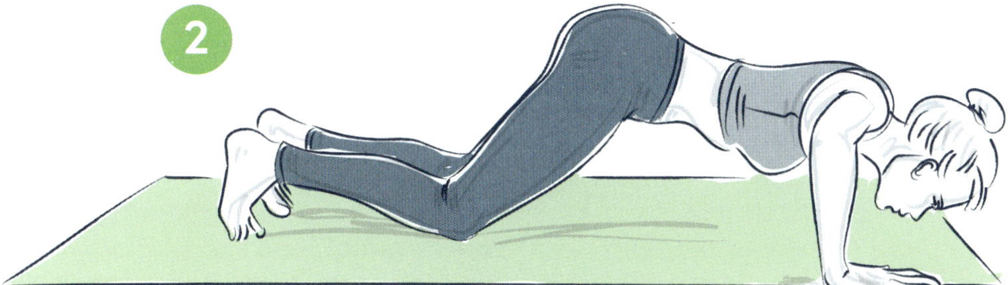

E Liegestütz an der Wand

Kräftigung der Brustmuskulatur

Kommen Sie mit etwa 70 Zentimeter Abstand vor eine Wand und stützen Sie sich mit beiden Händen schulterbreit auf Brusthöhe dagegen. Der Körper bildet eine gerade Linie (1). Beugen Sie nun die Arme, sodass die Unterarme stets im rechten Winkel zur Hand bleiben (2). Strecken Sie die Arme dann wieder.

Wiederholen Sie die Übung 10-mal. Sie können sie herausfordernder gestalten, wenn Sie sie nur mit einem Arm durchführen.

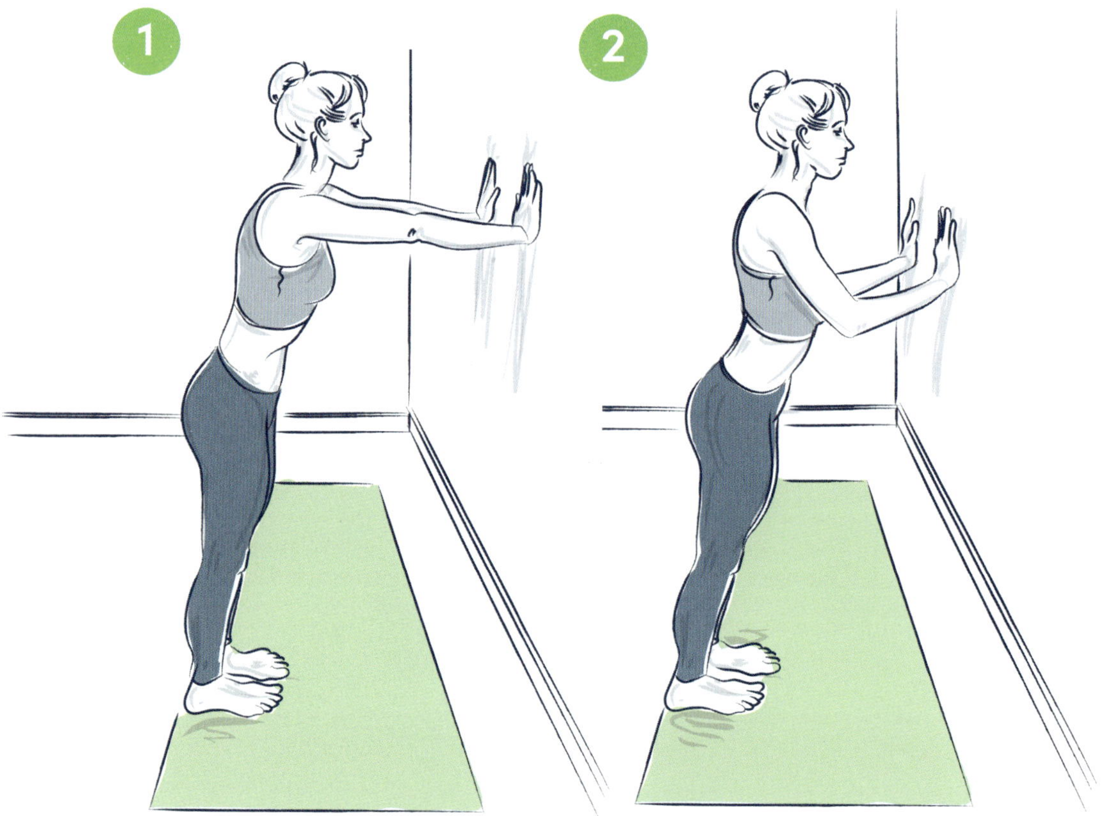

E Rückenheber

Kräftigung der Brustmuskulatur und des oberen Rückens

Legen Sie sich in der Bauchlage auf Ihrer Matte ab und stellen Sie die Zehen auf. Beugen Sie die Arme im rechten Winkel an und platzieren Sie Ihre Fäuste mit den Fingerknöcheln auf dem Boden. Der Nacken befindet sich in der Verlängerung der Wirbelsäule, wobei der Kopf leicht vom Boden abgehoben ist (1). Heben Sie nun die Fäuste vom Boden ab und ziehen Sie die Schulterblätter zueinander (2). Senken Sie anschließend die Fäuste wieder ab, ohne dabei jedoch den Boden zu berühren.

Wiederholen Sie die Übung 10-mal. Achten Sie auf einen langsamen und kontrollierten Ablauf.

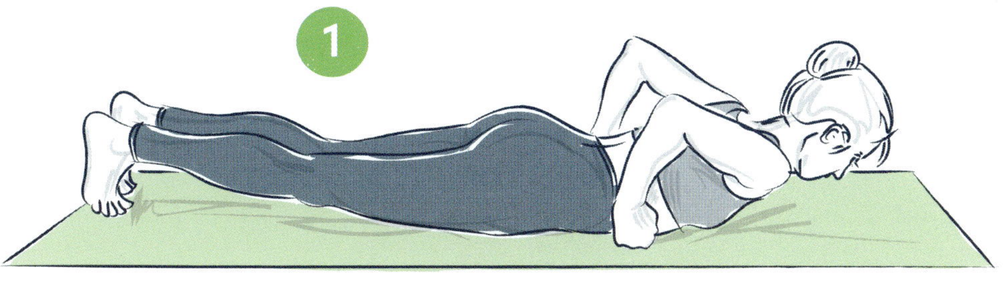

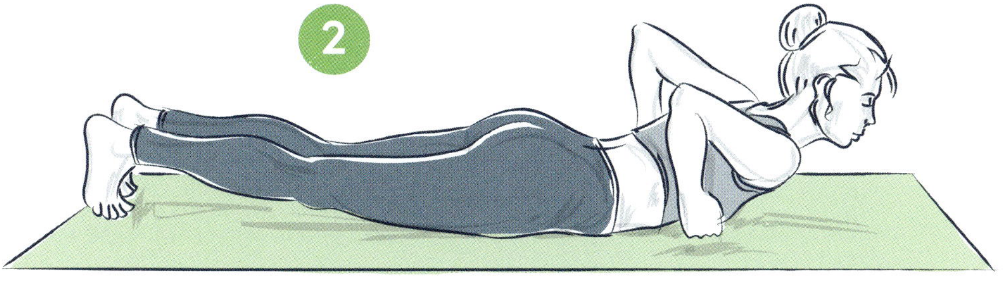

BAUCH

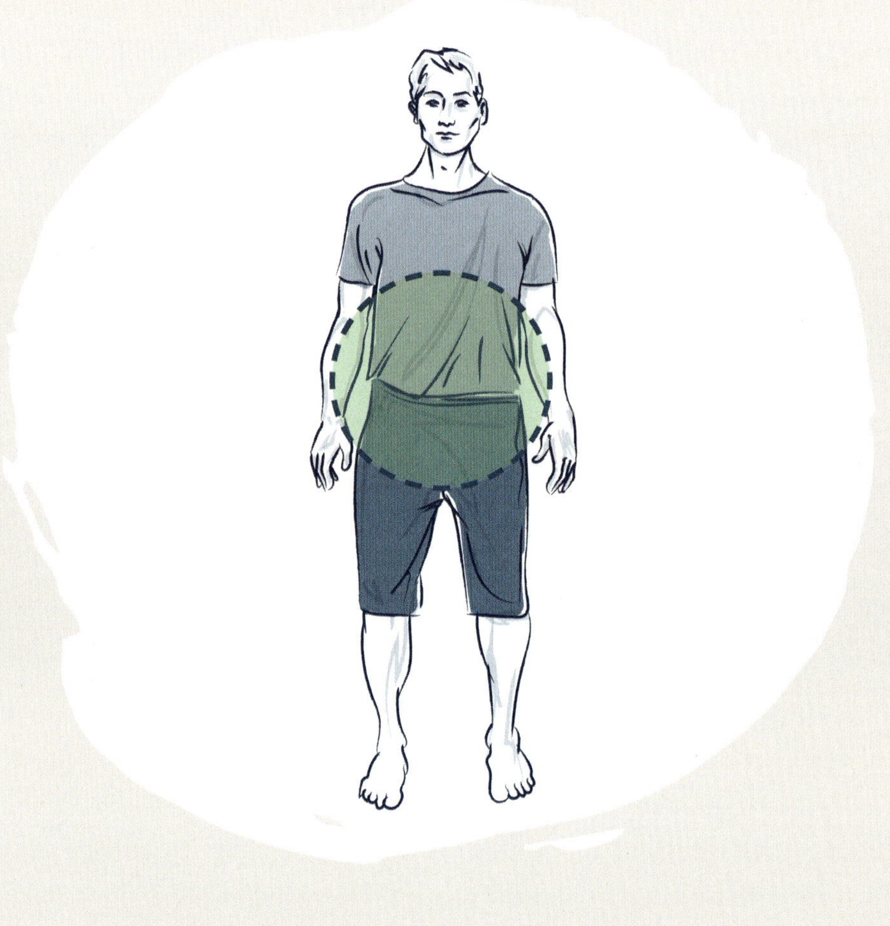

Eine der im Training am wenigsten beliebten, aber gleichzeitig wichtigsten Körperregionen ist der Bauch. Die meisten von Ihnen werden Bauchmuskelübungen und das einprägsame Brennen schon nach ein paar Wiederholungen kennen. Für viele ist es die Körperpartie, bei der sie sich am meisten überwinden müssen, um an ihr persönliches Limit zu gehen.

Der viel gepriesene Sixpack bezeichnet eigentlich nur einen einzigen Bauchmuskel, den gerade verlaufenden *Musculus rectus abdominis.* Da dieser durch Sehnenabschnitte unterteilt ist, kann bei geringem Fettanteil und einer guten genetischen Veranlagung für das Bindegewebe der eben erwähnte Sixpack sichtbar werden. Da hier aber nur ein einziger Bauchmuskel von sechs verschiedenen trainiert wird, ist dies nicht unser Ziel – höchstens die mögliche Folge kontinuierlichen Trainings.

Bauchmuskelübungen sind leider nie wirklich angenehm – wenn Sie das gehofft haben, muss ich Sie enttäuschen. Aber es müssen ja nicht immer gleich sechs Bauchmuskelübungen jeden Tag sein. Fangen Sie langsam an und vergessen Sie nicht: »Qualität vor Quantität« lautet die Zauberformel!

E Beinheber

Kräftigung der geraden Bauchmuskulatur

Bringen Sie die Hände in Rückenlage etwas unter Ihr Gesäß. Dadurch wird der Fokus darauf gelegt, während der Übung den unteren Rücken stabil zu halten und nicht in ein Hohlkreuz zu geraten. Strecken Sie nun beide Beine, so gut es geht, gerade nach oben zur Decke aus (1). Mit dem Ausatmen senken Sie beide Beine langsam bis knapp über den Boden ab (2). Kommen Sie einatmend wieder zurück nach oben. Erzeugt die Übung Rückenschmerzen oder ist sie zu intensiv, beugen Sie entweder die Beine etwas mehr oder senken Sie sie nicht ganz so weit ab.

Wiederholen Sie die Übung, sooft es möglich ist. Achten Sie auf den unteren Rücken und eine saubere Ausführung. Qualität vor Quantität.

1

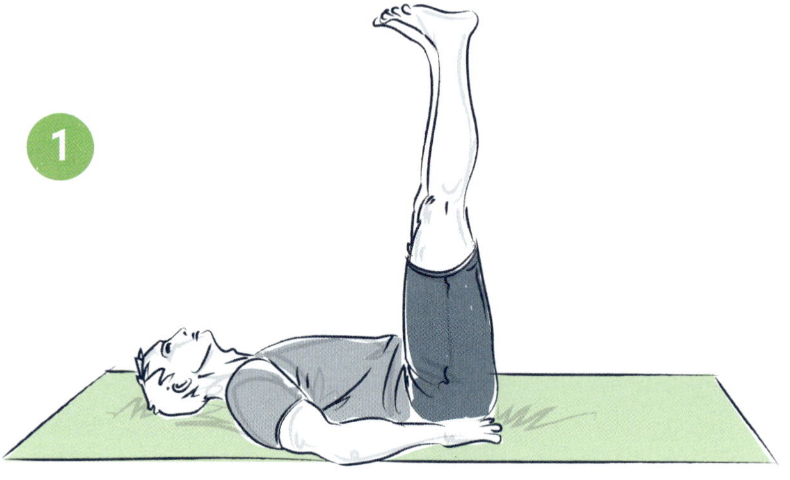

2

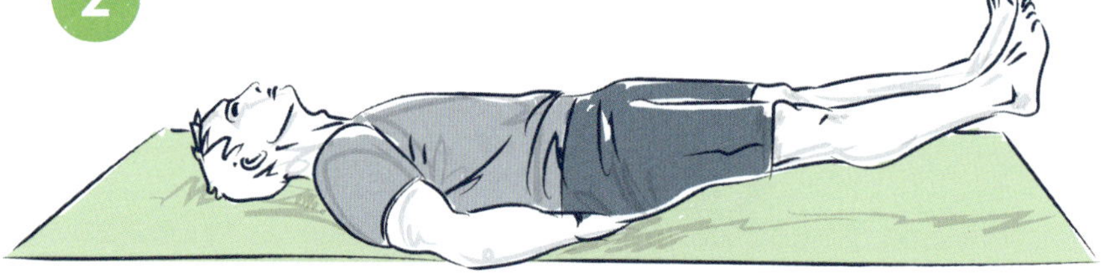

E Einseitiger Beinheber

Kräftigung der geraden Bauchmuskulatur

Bringen Sie die Hände in Rückenlage etwas unter Ihr Gesäß. Dadurch wird der Fokus darauf gelegt, während der Übung den unteren Rücken stabil zu halten und nicht in ein Hohlkreuz zu geraten. Strecken Sie nun beide Beine, so gut es geht, gerade nach oben zur Decke aus (1). Mit dem Ausatmen senken Sie ein Bein langsam bis knapp über den Boden ab (2). Kommen Sie einatmend nun wieder zurück nach oben in die Ausgangsposition. Senken Sie anschließend das andere Bein ab. Erzeugt die Übung Rückenschmerzen oder ist sie zu intensiv, beugen Sie entweder die Beine etwas mehr oder senken Sie sie nicht ganz so weit ab.

Wiederholen Sie die Übung abwechselnd, sooft es möglich ist. Achten Sie auf den unteren Rücken und eine saubere Ausführung. Qualität vor Quantität.

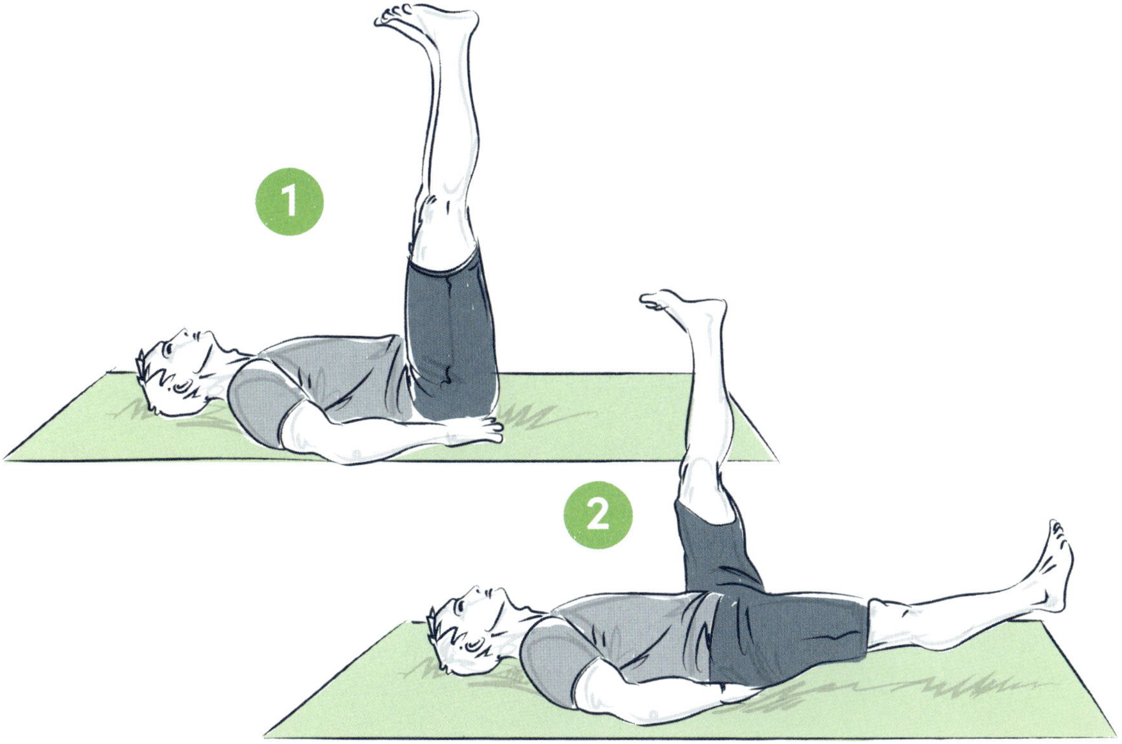

F Cross-Cross

Kräftigung der schrägen und geraden Bauchmuskulatur

Strecken Sie in Rückenlage Arme und Beine gerade nach oben zur Decke (1). Mit dem Einatmen senken Sie das linke Bein langsam bis knapp über den Boden ab und strecken gleichzeitig den rechten Arm nach hinten. Der linke Arm befindet sich seitlich neben dem Körper (2). Kommen Sie ausatmend nun wieder zurück nach oben und berühren Sie mit der rechten Hand das linke Bein so nah am Knöchel wie möglich. Dabei heben Sie den Kopf und Oberkörper, so gut es geht, vom Boden ab (3). Legen Sie anschließend den Kopf wieder ab, senken Sie das rechte Bein bis knapp über den Boden und strecken Sie den linken Arm nach hinten.

1

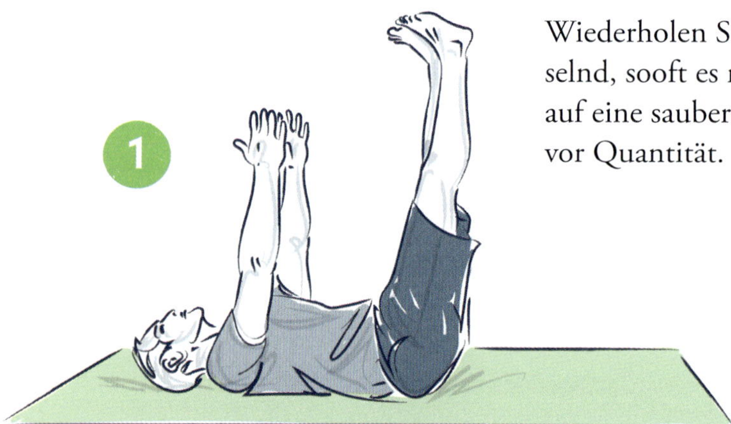

Wiederholen Sie die Übung abwechselnd, sooft es möglich ist. Achten Sie auf eine saubere Ausführung. Qualität vor Quantität.

2

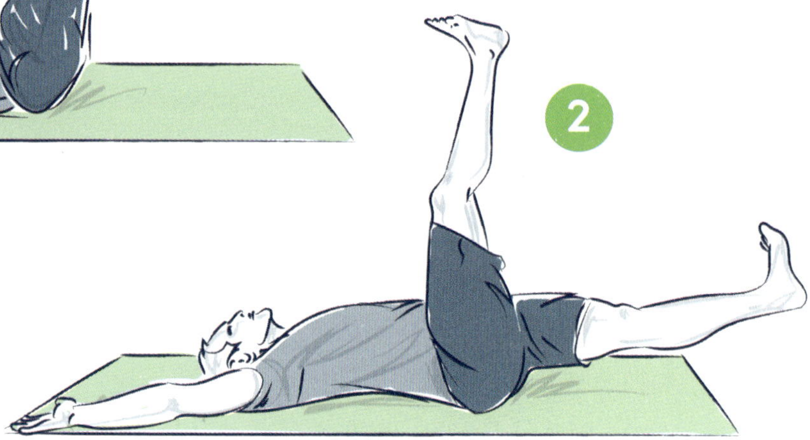

3

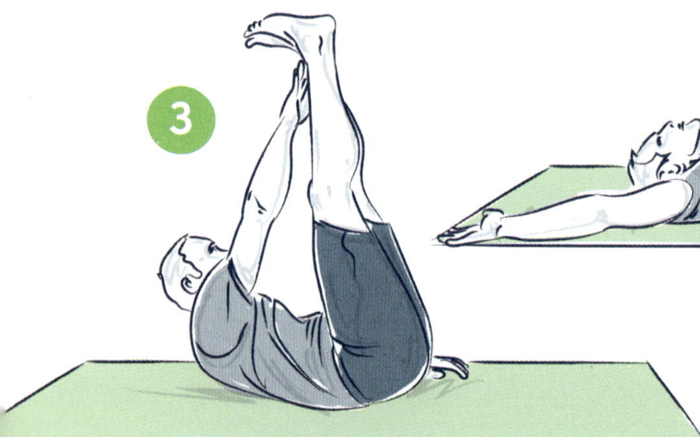

E Bauchheber

Kräftigung der unteren Bauchmuskulatur

Strecken Sie in Rückenlage beide Beine senkrecht zur Decke. Die Arme liegen etwas abgespreizt seitlich neben dem Körper auf (1). Heben Sie das Becken nun nach oben an, so weit es geht. Die Beine bleiben weiterhin senkrecht nach oben gestreckt. Benutzen Sie nicht die Arme als Unterstützung, sondern führen Sie diese Bewegung nur aus dem Bauch heraus aus (2). Lassen Sie das Becken anschließend wieder absinken.

Wiederholen Sie die Übung abwechselnd, sooft es möglich ist. Achten Sie auf eine saubere Ausführung. Qualität vor Quantität.

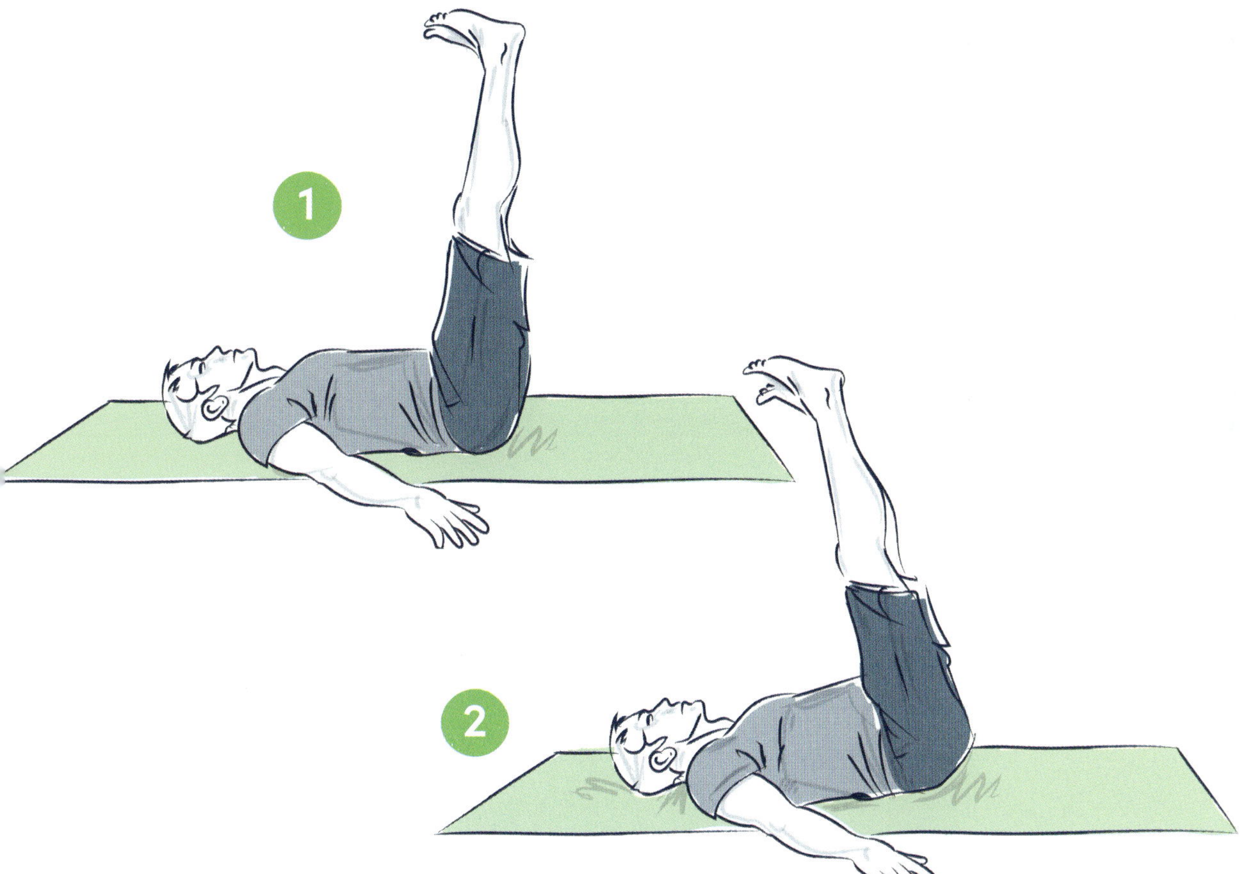

F Mountain Climber

Kräftigung der geraden Bauchmuskulatur

Nehmen Sie die Liegestützposition ein und platzieren Sie die Handgelenke unter den Schultern (1). Ziehen Sie ein Knie nach vorn und laufen Sie dann am Platz, indem Sie in relativ schnellem Tempo abwechselnd die Knie zur Brust heranziehen. Verändern Sie dabei nicht Ihre Haltung (2).

Laufen Sie auf diese Weise so lange wie möglich. Achten Sie auf eine saubere Ausführung. Qualität vor Quantität.

1

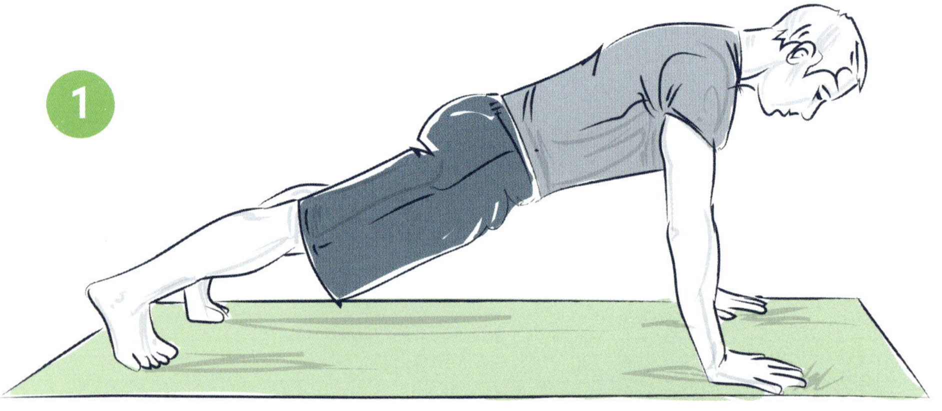

2

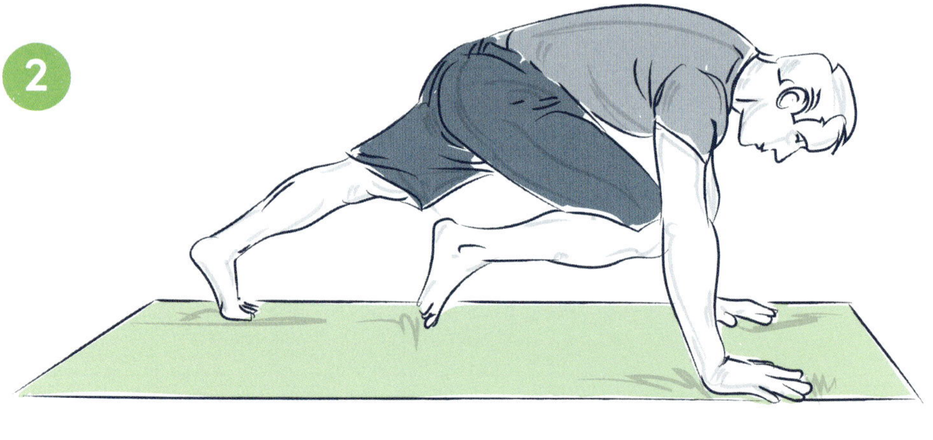

E+F Russian Twist

Kräftigung der schrägen und geraden Bauchmuskulatur

Setzen Sie sich auf den Boden. Der Oberkörper ist gerade und leicht nach hinten geneigt. Beugen Sie die Beine in der Luft. Als Einsteigervariante können Sie auch die Beine aufstellen. Beugen Sie die Ellbogen, die Arme befinden sich seitlich vor dem Oberkörper (1). Drehen Sie sich nun nach rechts zur Seite und berühren Sie mit beiden Händen oder zumindest mit einer Hand den Boden. Drehen Sie auch den Kopf mit und achten Sie darauf, die gerade Position des Oberkörpers nicht zu verlieren (2). Kommen Sie zur Mitte zurück und drehen Sie sich nun zur anderen Seite.

Wiederholen Sie die Übung 6- bis 8-mal pro Seite. Achten Sie auf den unteren Rücken und eine saubere Ausführung. Qualität vor Quantität.

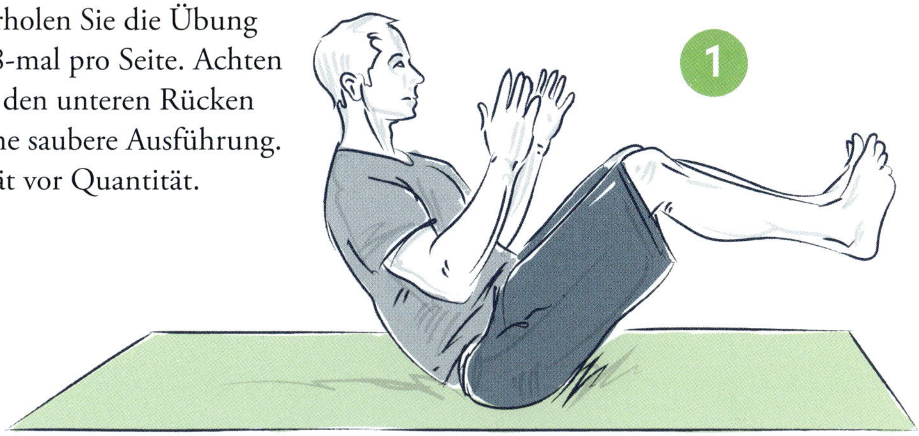

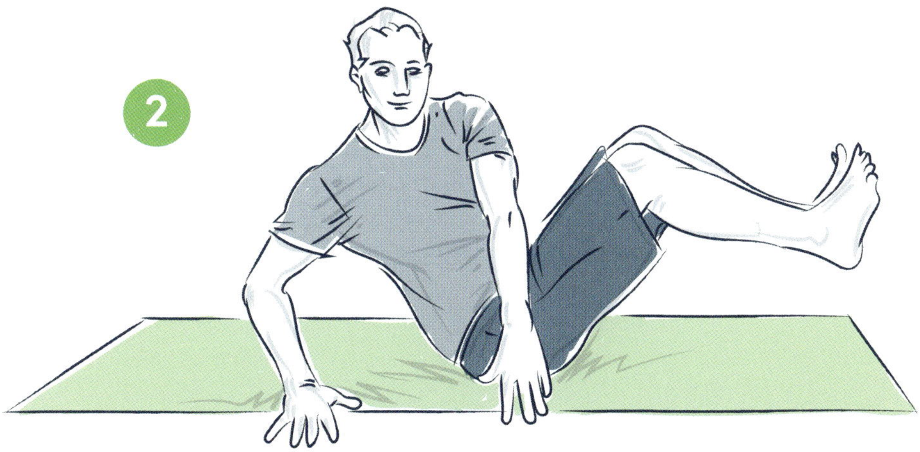

RÜCKEN & GESÄSS

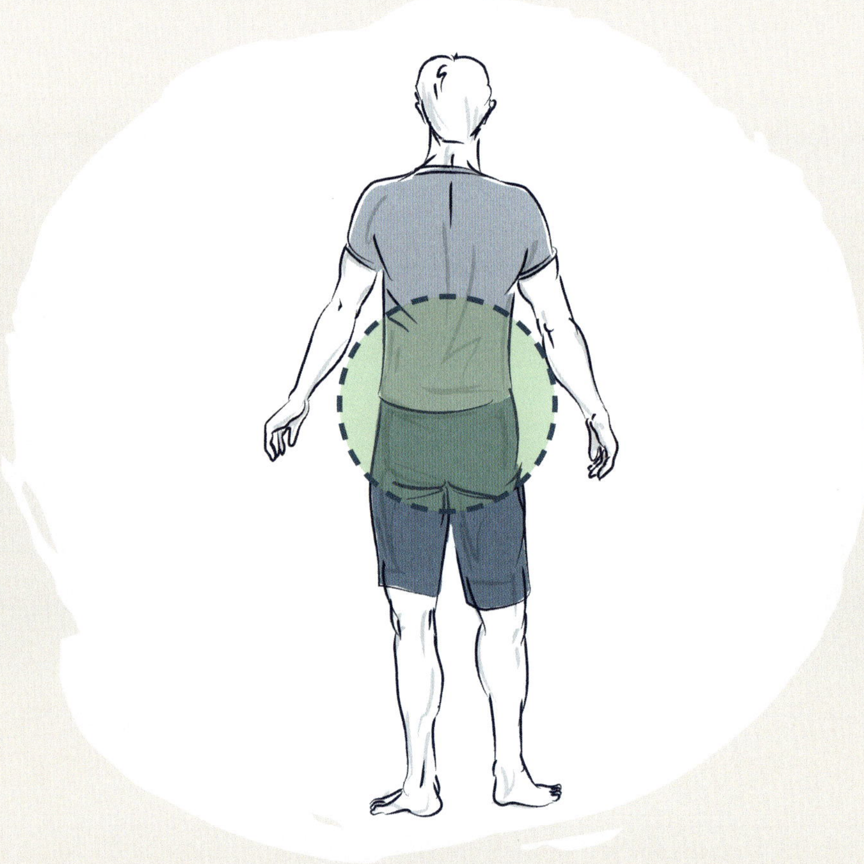

Neben den Bauchmuskeln gibt es noch die großen Muskelgruppen, die den Rücken und die Hüfte stabilisieren, und alle zusammen, gemeinsam mit Teilen der Beinmuskulatur, bilden sie die wichtige Kraft aus der Körpermitte, die sogenannte Core Stability.

Diese Rumpfstabilität, die sich auf Bauch, Becken, Rücken und Hüfte bezieht, wird benötigt, um verschiedene Bewegungen des Körpers stabil ausführen zu können. Die beteiligten Muskeln bilden durch ihre Position und Funktion den »Kern« der Körperkraft, deswegen auch »Core«. Eine gut gekräftigte Körpermitte sorgt für maximale Stabilität und Körperkontrolle. Sie hilft aber auch bei der Prävention von Schmerzen, Beschwerden und Verletzungen, insbesondere des Rückens und der Hüfte. Die Wahrscheinlichkeit, an Problemen mit den Bandscheiben zu leiden oder chronische Rückenschmerzen zu bekommen, sinkt mit einem ausgewogenen Krafttraining für die Körpermitte deutlich.

Zusätzlich können auch die Bewegungen der unteren Extremitäten stabiler ausgeführt werden, was wiederum positive Effekte für die wichtigen Hüft-, Knie- und Sprunggelenke hat.

E Kniebeuge

Kräftigung der tiefen Rücken- sowie der Gesäßmuskulatur

Öffnen Sie die Beine hüftbreit und beugen Sie die Knie. Senken Sie dabei das Gesäß so weit ab, dass der Oberkörper dabei noch in einer aufrechten Position bleibt. Achten Sie auf eine parallele Fußstellung. Die Knie befinden sich in etwa oberhalb der großen Zehen. Strecken Sie die Arme in Verlängerung des Oberkörpers nach oben. Dabei entspannen Sie die Schultern und bringen den Nacken in die Verlängerung der Wirbelsäule. Die Handflächen zeigen zueinander. Der untere Rücken sinkt nicht in ein übermäßiges Hohlkreuz, sondern bietet Stabilität in dieser Haltung. Atmen Sie nun ein (1). Während Sie ausatmen, legen Sie die Hände auf den Oberschenkeln ab. Dabei verändern Sie die Position der Beine, des Gesäßes und des Oberkörpers nicht (2). Kommen Sie nun wieder in die Ausgangsposition.

Wiederholen Sie die Übung 10-mal. Achten Sie auf einen stabilen unteren Rücken und eine saubere Ausführung. Qualität vor Quantität.

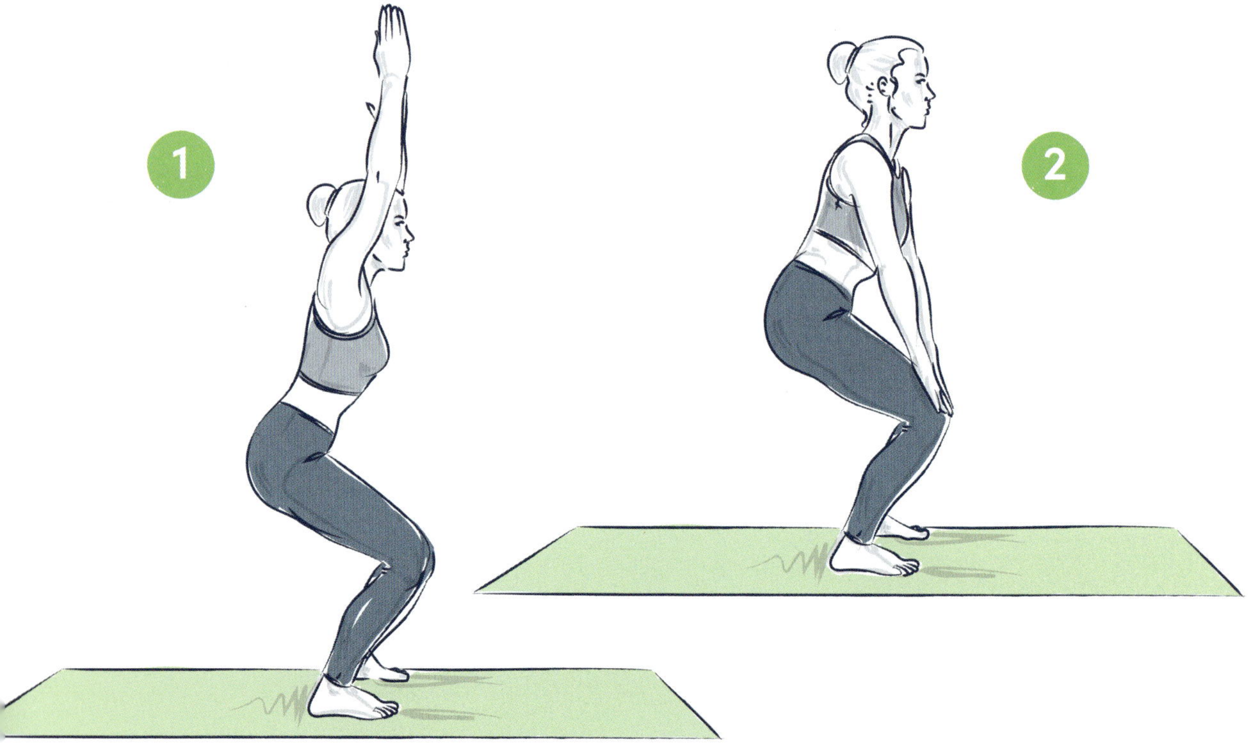

E Knee Elbow Kiss

Kräftigung der Core-Muskulatur

Kommen Sie in den Vierfüßlerstand und platzieren Sie die Handgelenke unterhalb der Schultern sowie die Knie unterhalb der Hüften. Aktivieren Sie die Körpermitte und strecken Sie einatmend den rechten Arm nach vorn aus. Dieser befindet sich auf einer Linie mit dem Oberkörper. Strecken Sie gleichzeitig das linke Bein aus. Dieses sollte sich ebenso auf dieser Linie befinden. Heben Sie das Bein zu sehr an, geraten Sie in ein übermäßiges Hohlkreuz und die Rückenstrecker werden weniger gut gekräftigt und aktiviert. Der Nacken befindet sich in der Verlängerung der Wirbelsäule (1). Während des Ausatmens runden Sie den Rücken, beugen den rechten Arm und führen den Ellbogen zum nun nach vorn gebeugten linken Knie. Falls sich Ellbogen und Knie zusammenbringen lassen, können Sie mit den jeweiligen Innenseiten einen kurzen Gegendruck ausüben (2). Strecken Sie anschließend wieder den rechten Arm und das linke Bein aus.

Wiederholen Sie die Übung 6- bis 8-mal pro Seite. Achten Sie auf den unteren Rücken und eine saubere Ausführung. Qualität vor Quantität.

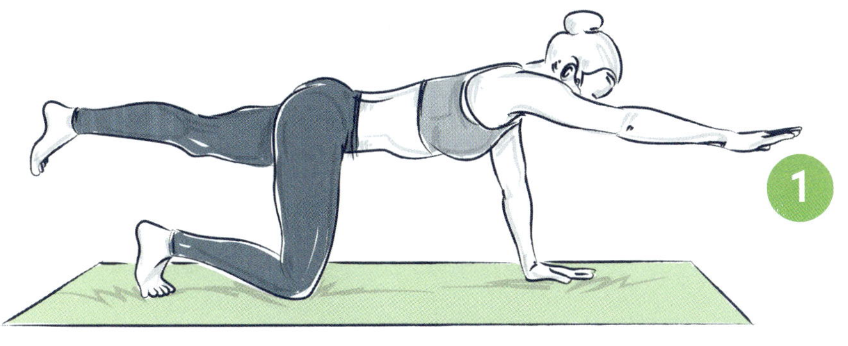

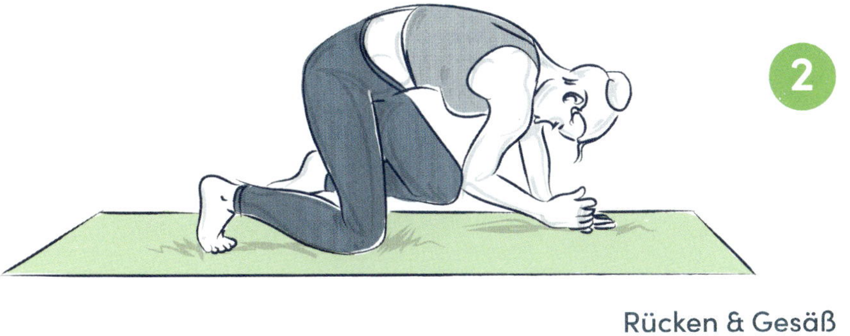

E Schwimmer – Variante 1

Kräftigung der Rückenstrecker und der tiefen Rückenmuskulatur

Kommen Sie in die Bauchlage und strecken Sie Arme sowie Beine aus (1). Heben Sie nun den rechten Arm etwas vom Boden ab. Achten Sie auf einen langen Nacken in der Verlängerung der Wirbelsäule. Ziehen Sie die Hand zusätzlich nach vorn – Länge vor Höhe (2). Legen Sie sich wieder ab und wechseln Sie anschließend zum anderen Arm.

Wiederholen Sie die Übung 6- bis 8-mal pro Seite. Achten Sie auf den unteren Rücken und eine saubere Ausführung. Qualität vor Quantität.

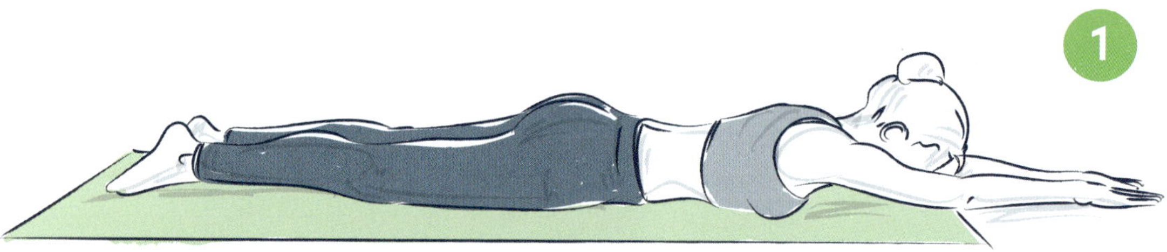

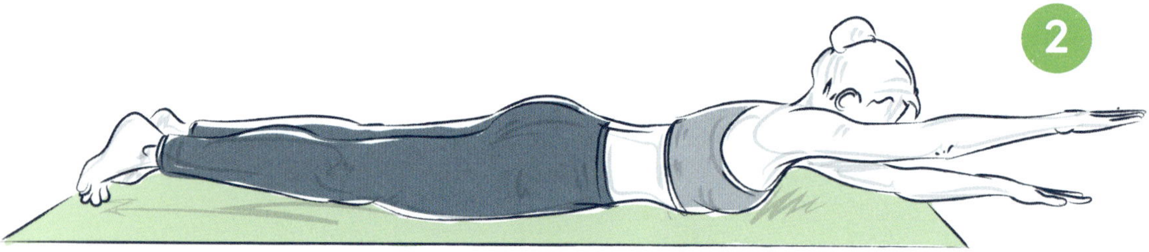

E+F Schwimmer – Variante 2

Kräftigung der Rückenstrecker und der tiefen Rückenmuskulatur

Kommen Sie in die Bauchlage und strecken Sie Arme sowie Beine aus (1). Heben Sie nun den rechten Arm und diagonal das linke Bein etwas vom Boden ab. Achten Sie auf einen langen Nacken in der Verlängerung der Wirbelsäule. Ziehen Sie die Hand zusätzlich nach vorn und die Zehen nach hinten. Auch hier gilt wieder Länge vor Höhe (2). Legen Sie sich wieder ab und wechseln Sie anschließend zum anderen Arm sowie zum anderen Bein.

Wiederholen Sie die Übung 6- bis 8-mal pro Seite. Achten Sie auf den unteren Rücken und eine saubere Ausführung. Qualität vor Quantität.

1

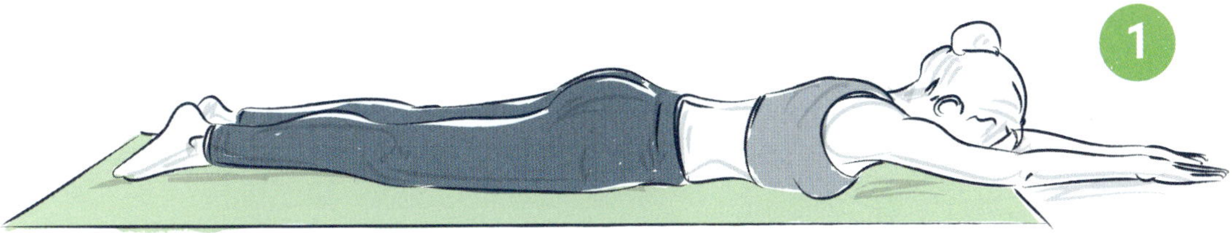

2

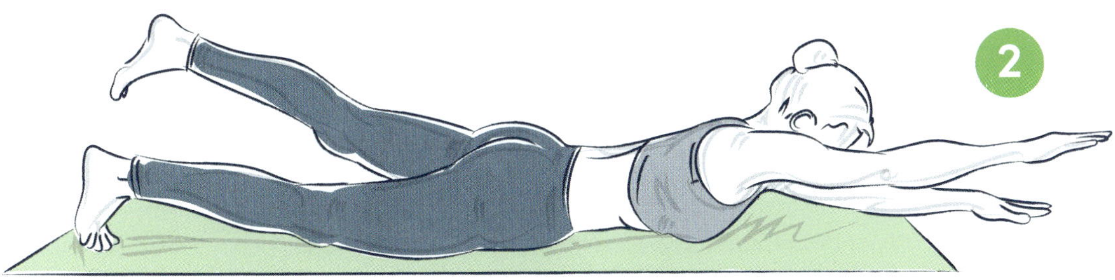

E Schulterbrücke – Variante 1

Kräftigung des unteren Rückens, des Gesäßes und der Hamstrings (Oberschenkelrückseite)

Stellen Sie in Rückenlage die Beine auf. Dabei befinden sich die Fersen unterhalb der Knie. Strecken Sie die Arme nach hinten und heben Sie das Becken so weit wie möglich vom Boden ab (1). Halten Sie diese Position 30 Sekunden lang. Rollen Sie anschließend langsam Wirbel für Wirbel nach unten ab und kommen Sie wieder zurück nach oben (2). Dieses Mal halten Sie die Position für 20 Sekunden. Dann wieder abrollen und ein letztes Mal für 10 Sekunden halten.

1

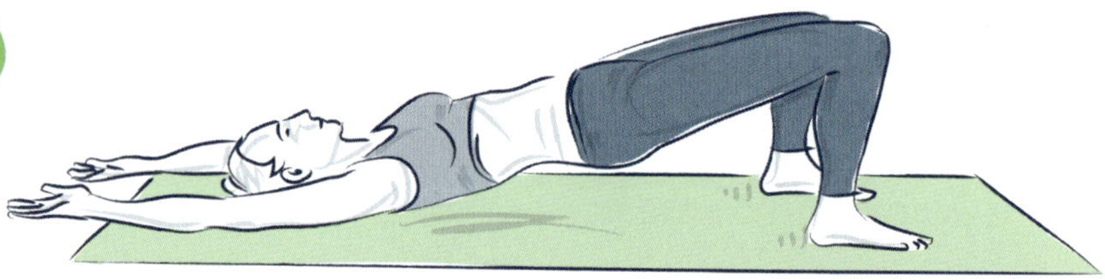

2

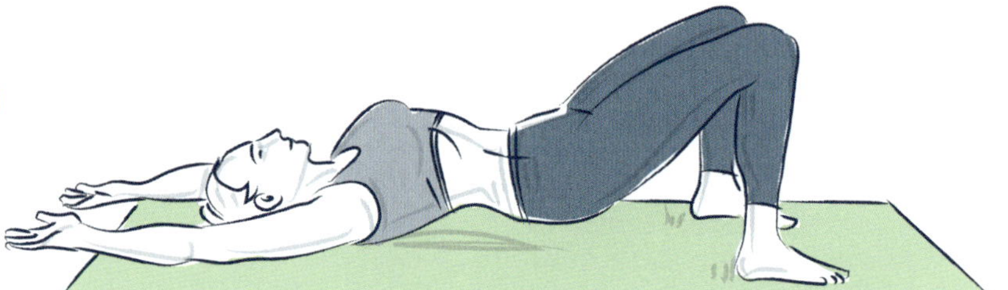

F Schulterbrücke – Variante 2

Kräftigung des unteren Rückens, des Gesäßes und der Hamstrings (Oberschenkelrückseite)

Stellen Sie in Rückenlage die Beine auf. Dabei befinden sich die Fersen unterhalb der Knie. Die Beine sind eng beieinander, sodass sich Knie- und Fußinnenseiten berühren. Strecken Sie die Arme gerade nach oben zur Decke (1). Heben Sie nun das Becken so weit wie möglich vom Boden ab. Lösen Sie das rechte Bein und strecken Sie es aus. Die Oberschenkel befinden sich dabei auf einer Ebene. Halten Sie diese Position für 10 Sekunden. Wenn möglich, wackeln Sie dabei nicht und halten das Becken stabil in der höchsten Position (2). Legen Sie sich anschließend wieder ab und wiederholen Sie die Übung nach einer kurzen Pause mit dem linken Bein.

Kommt es bei der Übung zu einem Krampf im hinteren Oberschenkel oder zu Schmerzen im unteren Rücken, bedarf es definitiv einer kräftigeren Gesäßmuskulatur.

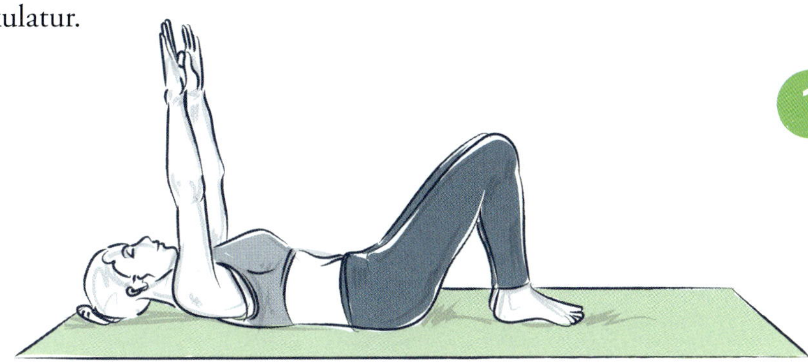

1

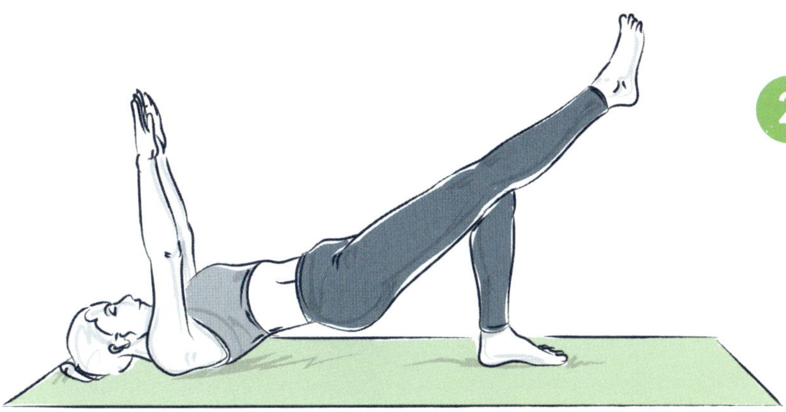

2

F Plank

Kräftigung des unteren Rückens sowie der Arm-, Bauch- und Gesäßmuskulatur

Kommen Sie in den Unterarmstütz. Dabei stellen Sie Ihre Unterarme schulterbreit auf, die Hände liegen flach auf und die Finger zeigen nach vorn. Die Ellbogen sind unter den Schultern gebeugt. Die Beine sind hüftbreit geöffnet, die Fußspitzen sind aufgestellt. Halten Sie diese Position so lange wie möglich – 1 bis 2 Minuten sind schon richtig stark. Achten Sie darauf, dass sich die Hüften nicht anheben, aber auch nicht absinken; behalten Sie die kräftige und stabile Position bei.

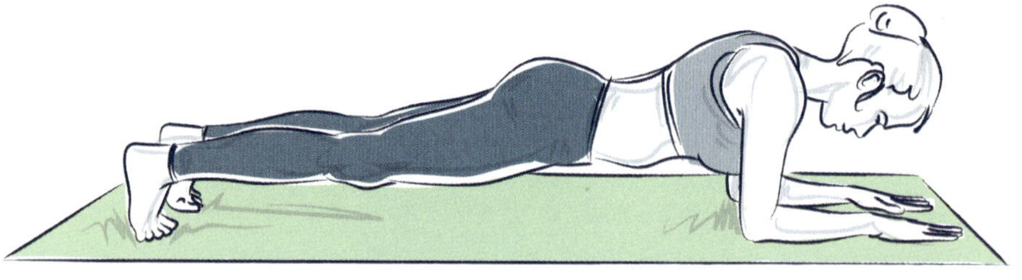

Kräftigung der Rückenmuskulatur

Stellen Sie sich aufrecht hin und positionieren Sie die Arme neben dem Körper. Senken Sie nun den Oberkörper nach vorn bis zur Waagerechten ab und strecken Sie die Arme gerade aus. Die Beine sind möglichst gestreckt (1). Kommt es hier zu Schmerzen im unteren Rücken, beugen Sie die Knie leicht und winkeln die Arme neben dem Körper an (2). Hier atmen Sie ein. Beugen Sie sich ausatmend langsam nach unten und greifen Sie mit den Händen je nach Flexibilität zu Schienbeinen, Knöcheln, Füßen oder Boden. Entspannen Sie dabei den Nacken und die Schultern (3). Kommen Sie wieder zur Hälfte nach oben und strecken Sie den Rücken.

Wiederholen Sie die Übung 8-mal. Achten Sie auf einen stabilen unteren Rücken und eine saubere Ausführung. Qualität vor Quantität.

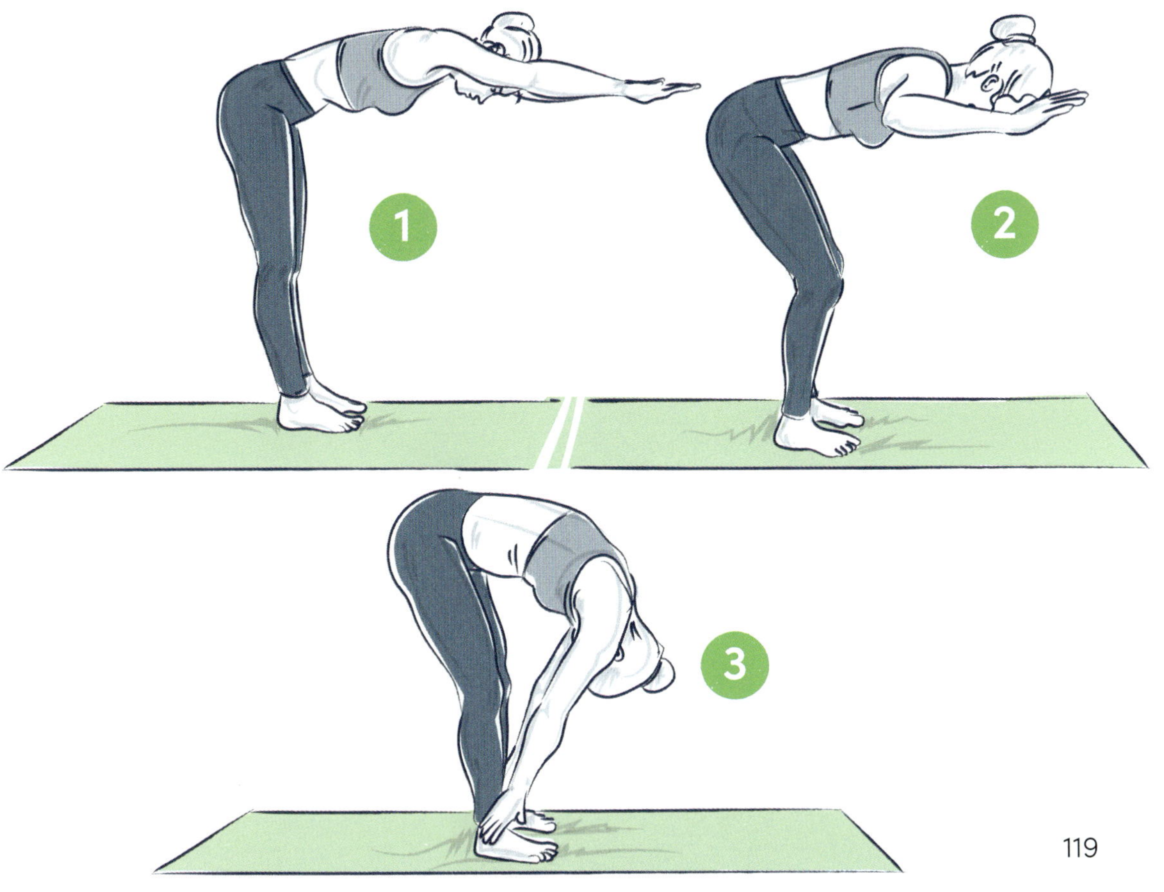

Kräftigung der Core-Muskulatur

Strecken Sie aus dem Vierfüßlerstand das rechte Bein in Verlängerung des Oberkörpers nach hinten aus. Somit befinden sich Bein, Rumpf und Nacken in einer Linie (1). Lösen Sie nun die linke Hand und führen Sie den gestreckten linken Arm hinter dem nun leicht gebeugten rechten Arm zur Seite durch. Der Kopf dreht nach rechts mit. Achten Sie auf eine langsame, konzentrierte und stabile Ausführung (2). Kommen Sie wieder zurück in die Ausgangsposition mit gestrecktem rechtem Bein im Vierfüßlerstand.

Wiederholen Sie die Übung 6-mal pro Seite. Achten Sie auf einen stabilen unteren Rücken und eine saubere Ausführung. Qualität vor Quantität.

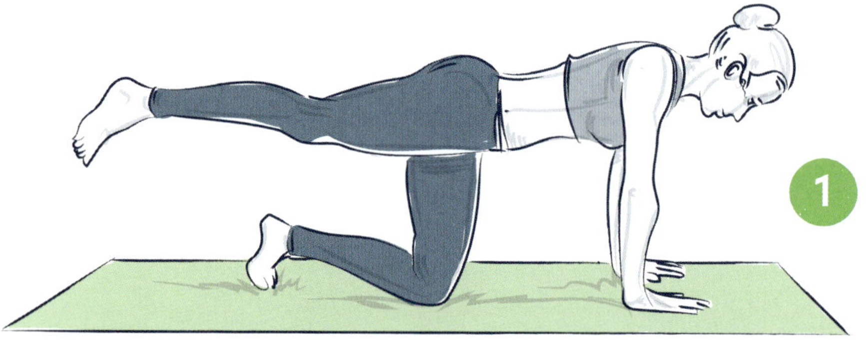

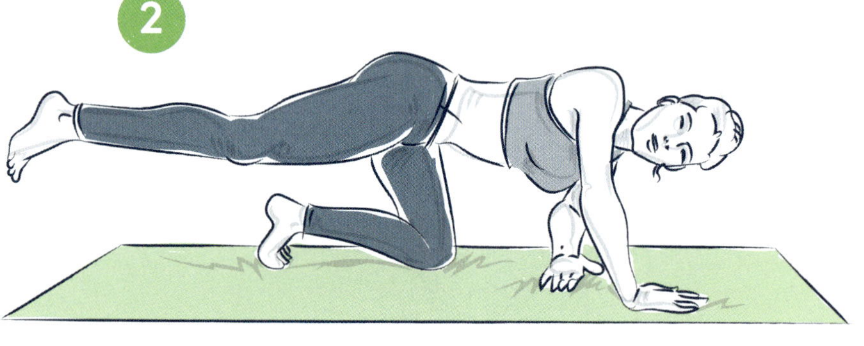

E Strecken und beugen

Kräftigung der Rücken- und Gesäßmuskulatur

Strecken Sie im aufrechten Stand die Arme schulterbreit nach oben aus und heben Sie die Fersen so weit es geht vom Boden ab. (1). Setzen Sie dann die Fersen wieder auf und beugen Sie Knie und Hüften. Der Oberkörper bleibt stabil und aufrecht, die Arme strecken Sie gerade nach vorn. Die Handflächen zeigen nach oben. Achten Sie darauf, dass das Gesäß möglichst weit absinkt. Gleichzeitig bleiben die Füße gerade ausgerichtet und die Knie knicken nicht nach innen oder außen (2).

Wiederholen Sie die Übung 10-mal. Achten Sie auf einen langsamen und kontrollierten Ablauf.

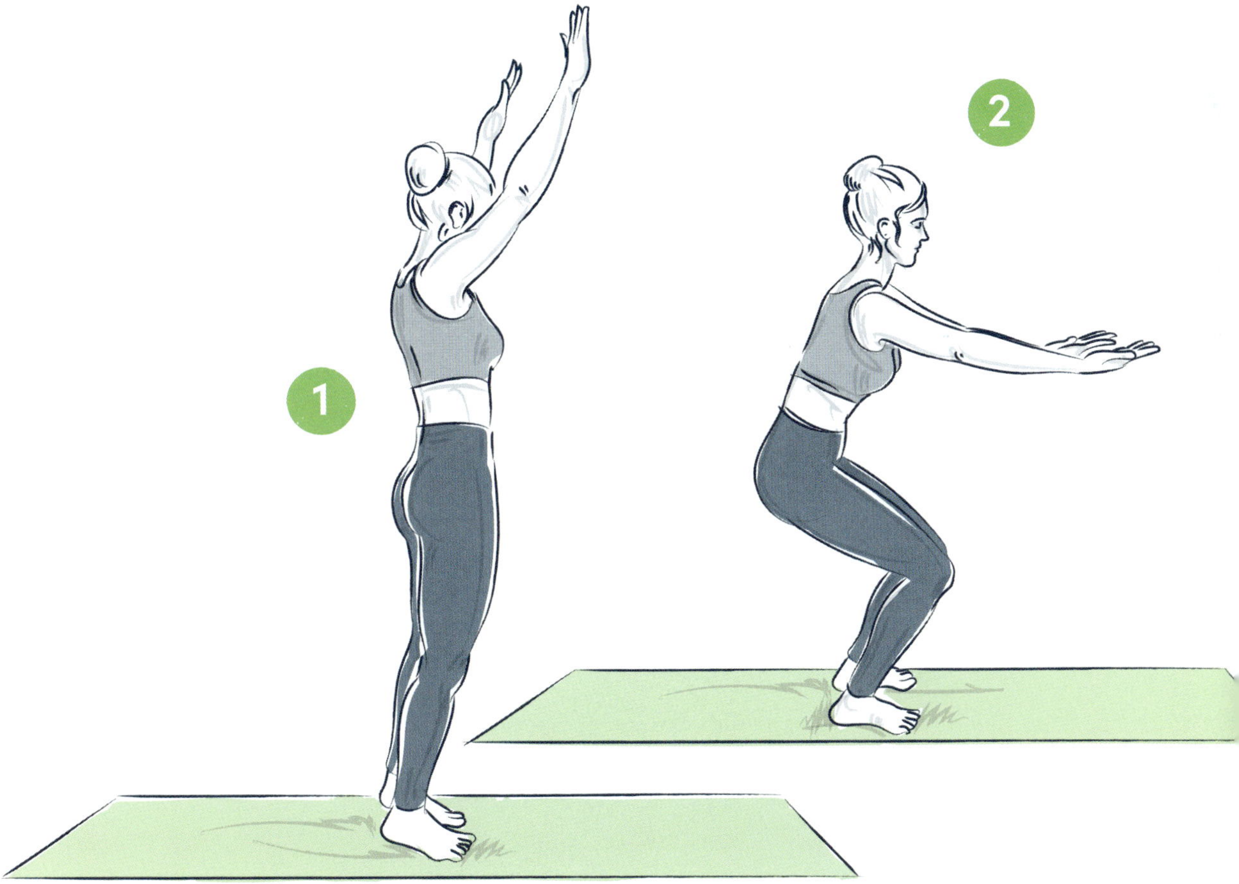

BEINE & BALANCE

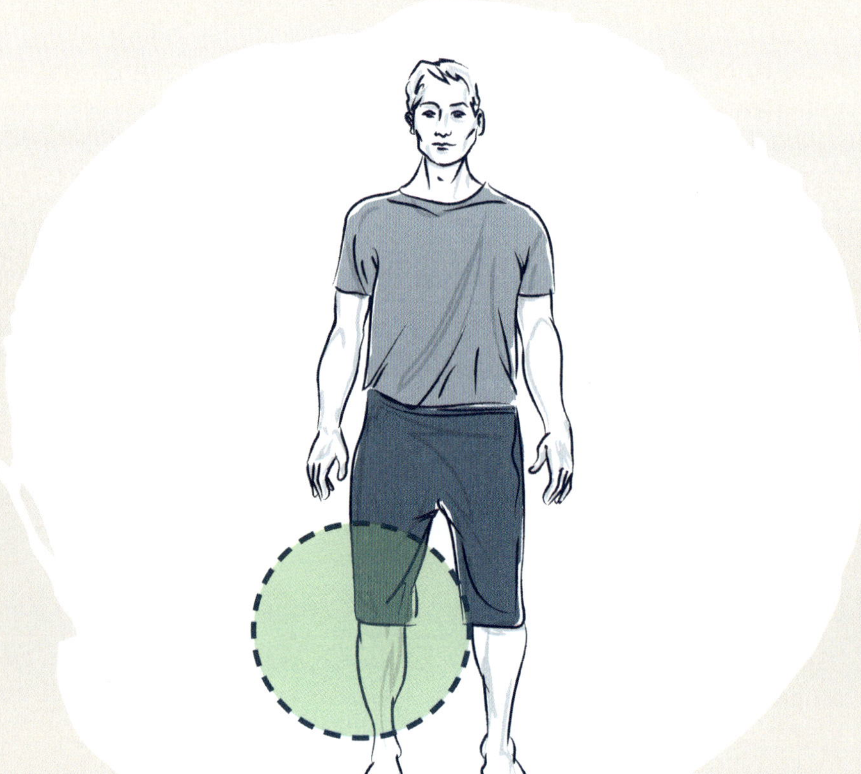

Speziell im fortgeschrittenen Alter ist die Sturzprophylaxe von enormer Bedeutung. Prävention ist immer besser als Nachsorge, und je mehr Stürze verhindert werden können, desto besser. Dabei gibt es natürlich viele verschiedene Ursachen, warum die Wahrscheinlichkeit für Stürze steigt – denken wir beispielsweise an Schwindel oder Seh- oder Hörbeeinträchtigungen. Doch die uneingeschränkte Gehfähigkeit und die subjektive sowie objektive Stabilität beim Fortbewegen ist einer der wichtigsten Faktoren.

Aber nicht nur im fortgeschrittenen Alter, sondern im Grunde in jedem Lebensabschnitt ist eine kräftige Beinmuskulatur ausgesprochen wichtig. Einerseits sind wir dadurch leistungsfähiger und weniger verletzungsanfällig, andererseits hilft sie uns auch, insgesamt eine aufrechte und stabile Haltung einzunehmen, und hat in weiterer Folge positive Auswirkungen auf Rücken und Oberkörper.

Als einziges Hilfsmittel können Sie bei einer Übung eine Kiste oder Box verwenden, wenn Sie das möchten. Wichtig ist, dass Sie sie so positionieren (etwa an einer Wand), dass Sie stabil auf diese hinaufsteigen können. Daher benötigt sie auch die dementsprechende Höhe. Steht Ihnen ein solches Hilfsmittel nicht zur Verfügung, können Sie beispielsweise auch über zwei Treppenstufen steigen.

E Ausfallschritt – Variante 1

Kräftigung der Gesäß- und der vorderen Oberschenkelmuskulatur

Kommen Sie in einen aufrechten und stabilen Stand und bringen Sie die Hände zum Becken (1). Machen Sie nun mit dem rechten Bein einen großen Schritt nach vorn. Achten Sie auf eine langsame und stabile Bewegung. Das Sprunggelenk befindet sich unterhalb des vorderen Knies, der vordere Fuß liegt gerade und stabil auf dem Boden auf. Das hintere Bein ist noch gestreckt (2). Beugen Sie nun das hintere Knie bis knapp über den Boden. Verlieren Sie dabei nicht die aufrechte Haltung im Oberkörper (3). Strecken Sie anschließend das hintere Bein wieder (2) und gehen Sie schließlich zurück in die Ausgangsposition.

Wiederholen Sie die Übung 6-mal pro Seite. Achten Sie auf einen stabilen Stand und eine saubere Ausführung. Qualität vor Quantität.

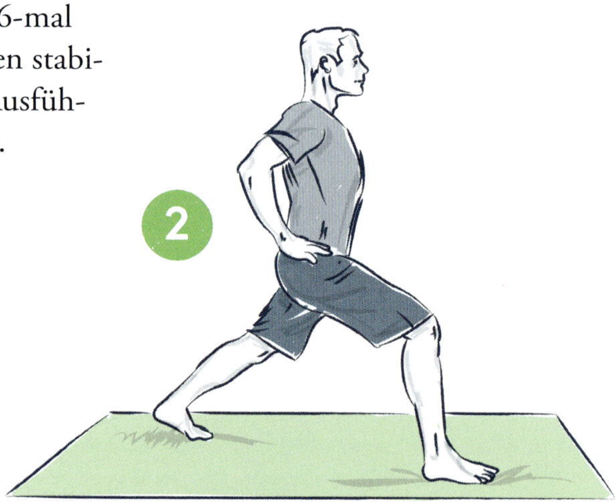

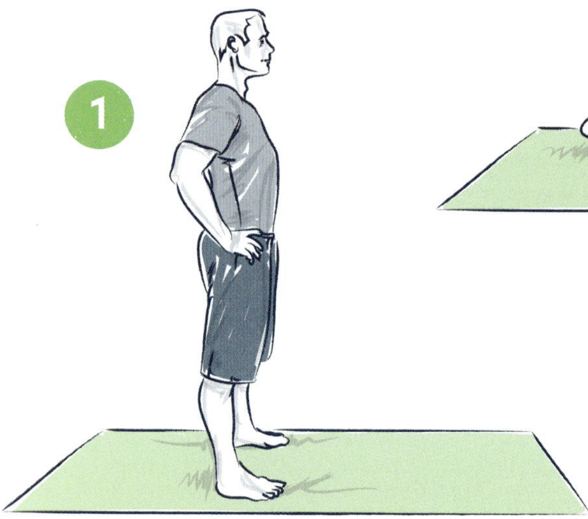

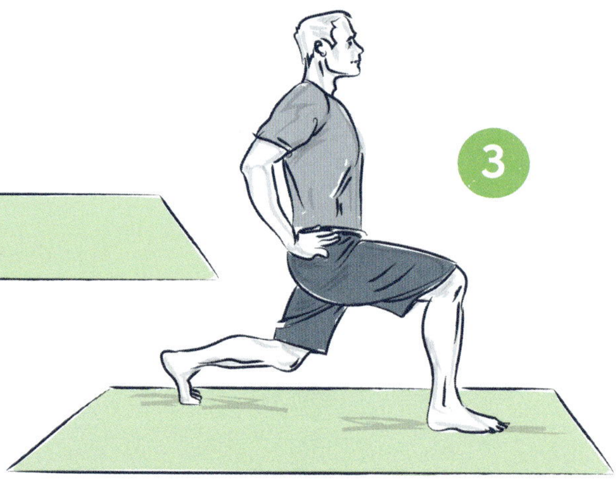

E+F Ausfallschritt – Variante 2

Kräftigung der Gesäß- und der vorderen Oberschenkelmuskulatur

Kommen Sie in einen aufrechten und stabilen Stand und platzieren Sie die Arme seitlich neben dem Körper (1). Machen Sie nun mit dem rechten Fuß einen großen Schritt nach vorn und beugen Sie das hintere Knie bis knapp über den Boden. Die Arme befinden sich seitlich neben dem Körper. Achten Sie darauf, dass der Rücken nicht rund wird, sondern eine aufrechte Haltung bestehen bleibt (2). Strecken Sie anschließend das hintere Bein, machen Sie mit etwas Schwung, aber stabil, mit dem hinteren (linken) Fuß einen großen Schritt nach vorn und senken Sie das nun hintere (rechte) Bein ab. Die Arme befinden sich stets neben dem Körper, die Wirbelsäule bleibt aufrecht (3).

Machen Sie pro Seite 6 Schritte nach vorn. Achten Sie auf einen stabilen Stand und eine saubere Ausführung. Qualität vor Quantität.

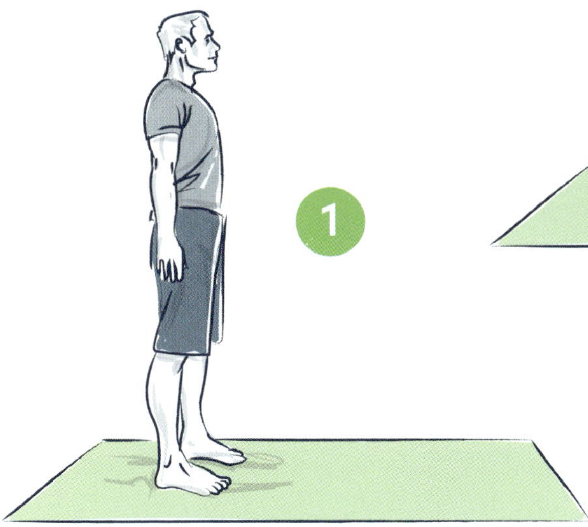

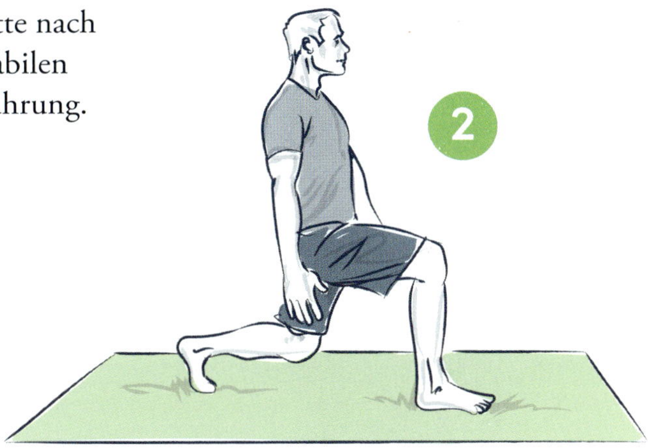

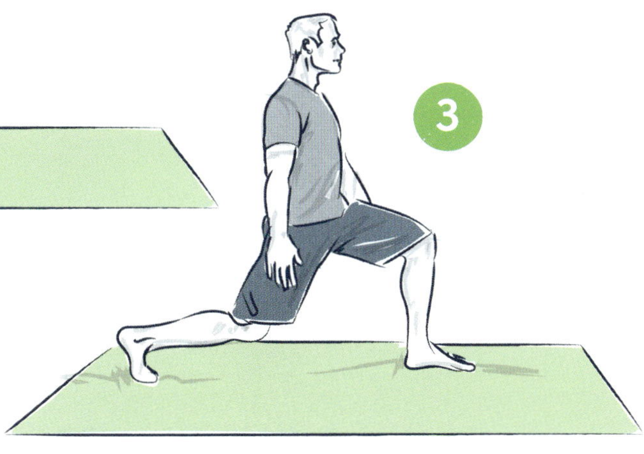

F Box-Schritt

Kräftigung der gesamten Bein- und Gesäßmuskulatur

Nutzen Sie eine stabile Box, eine Kiste oder eine hohe Treppenstufe. Stellen Sie sich vor diese Erhöhung und steigen Sie mit dem rechten Bein darauf. Die Arme befinden sich seitlich neben dem aufrechten Oberkörper (1). Mit Schwung, jedoch stabil, kommen Sie nun nach oben und beugen das linke Bein (2). Ist dies zu herausfordernd, führen Sie den Schritt ohne Anheben des Beins aus. Steigen Sie nun wieder nach unten.

Wiederholen Sie die Übung auf einer Seite 6- bis 8-mal, bevor Sie zur anderen Seite wechseln. Wollen Sie die Übung noch herausfordernder gestalten, können Sie leichte Gewichte in beide Hände nehmen.

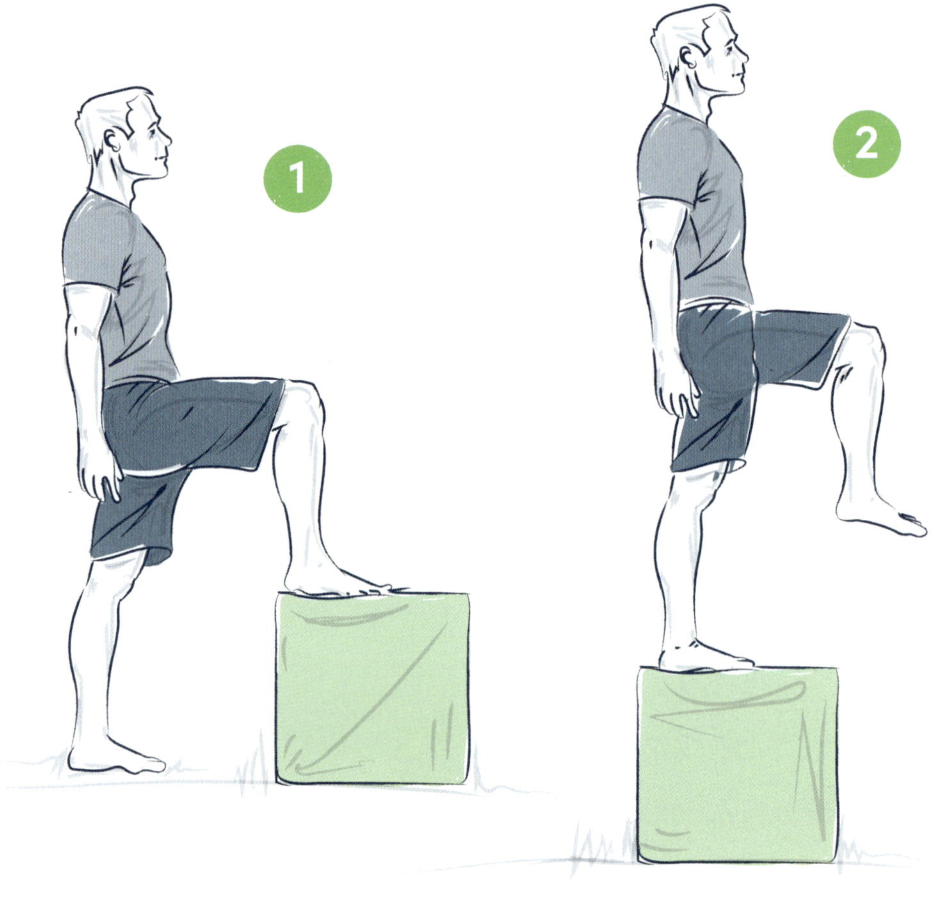

E+F Bauch-Beine-Po – Variante 1

Kräftigung der Bein-, Gesäß-, Rücken- und Bauchmuskulatur

Kommen Sie in den Vierfüßlerstand. Die Hände befinden sich unterhalb der Schultern, die Finger zeigen gerade nach vorn. Strecken Sie ein Bein gerade nach hinten aus. Das Bein befindet sich in der Verlängerung des Oberkörpers. Der Blick ist zum Boden gerichtet und der Nacken bleibt gerade, während Sie einatmen (1). Beugen Sie nun das Knie des ausgestreckten Beins im rechten Winkel, sodass sich der Oberschenkel weiterhin parallel zum Boden befindet. Hier atmen Sie aus (2). Nun strecken Sie das Bein wieder.

Wiederholen Sie die Übung 8-mal pro Seite. Ist die Übung für das abgelegte Knie unangenehm, können Sie ein Kissen darunter platzieren. Achten Sie auf eine stabile und saubere Ausführung. Qualität vor Quantität.

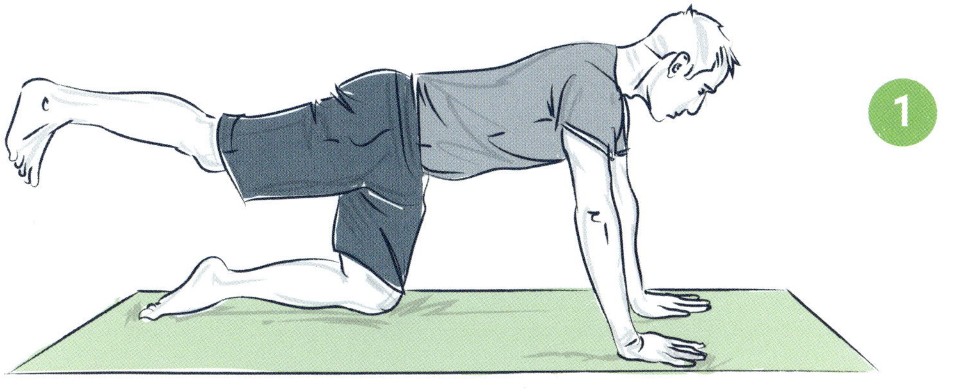

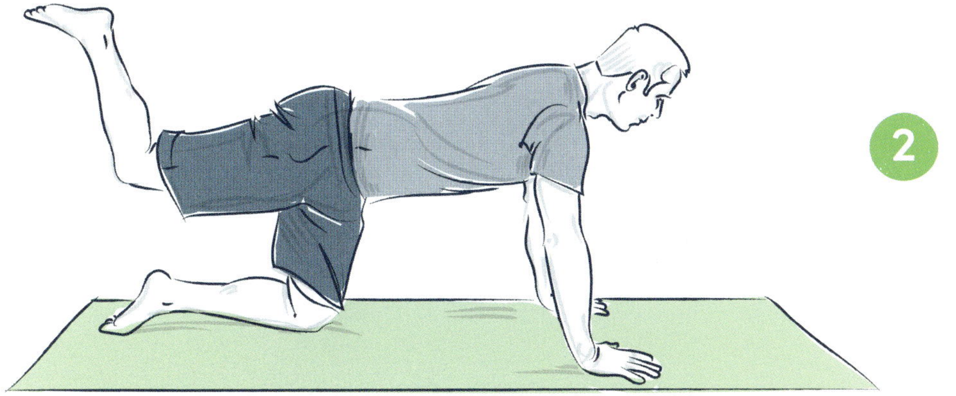

Kräftigung der Bein-, Gesäß-, Rücken- und Bauchmuskulatur

Kommen Sie in den Vierfüßlerstand. Die Hände befinden sich unterhalb der Schultern, die Knie unterhalb der Hüften. Der Rücken ist gerade. Strecken Sie nun das rechte Bein in Verlängerung des Oberkörpers nach hinten aus und atmen Sie ein (1). Drehen Sie dann das rechte Bein angewinkelt zur Seite und heben Sie es so weit wie möglich an (2). Kommen Sie anschließend wieder zurück in die Ausgangsposition.

Wiederholen Sie die Übung 6-mal pro Seite. Ist die Übung für das abgelegte Knie unangenehm, können Sie ein Kissen darunter platzieren. Achten Sie auf eine stabile und saubere Ausführung. Qualität vor Quantität. Halten Sie das Becken während der gesamten Bewegung stabil, die Arme gestreckt und den Oberkörper in gleichbleibender Position.

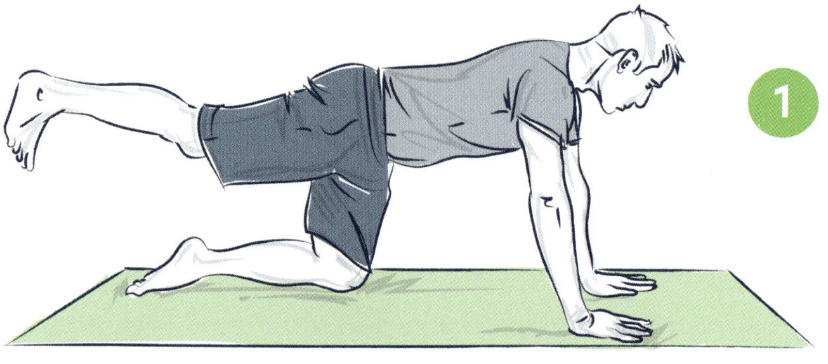

1

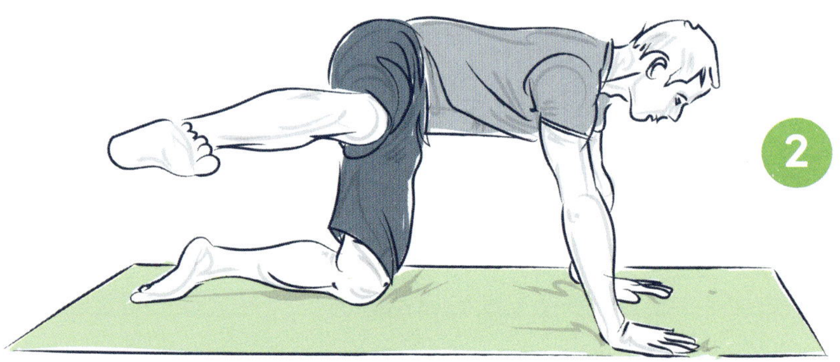

2

E Balance-Challenge – Variante 1

Kräftigung der Beinmuskulatur und Koordination

Kommen Sie in einen aufrechten Stand und heben Sie das linke Bein im 90-Grad-Winkel an. Strecken Sie die Arme gerade nach oben aus (1). Greifen Sie nun mit beiden Händen zum Oberschenkel des angewinkelten Beins. Halten Sie dabei die Balance und konzentrieren Sie sich auf die Stabilität im rechten Fuß, der Kontakt zum Boden behält (2). Strecken Sie anschließend die Arme wieder aus.

Wiederholen Sie die Übung 8-mal pro Seite. Achten Sie auf einen stabilen Stand und eine saubere Ausführung. Qualität vor Quantität. Anfangs können Sie sich zur Erleichterung während der Übung auch mit einer Hand festhalten.

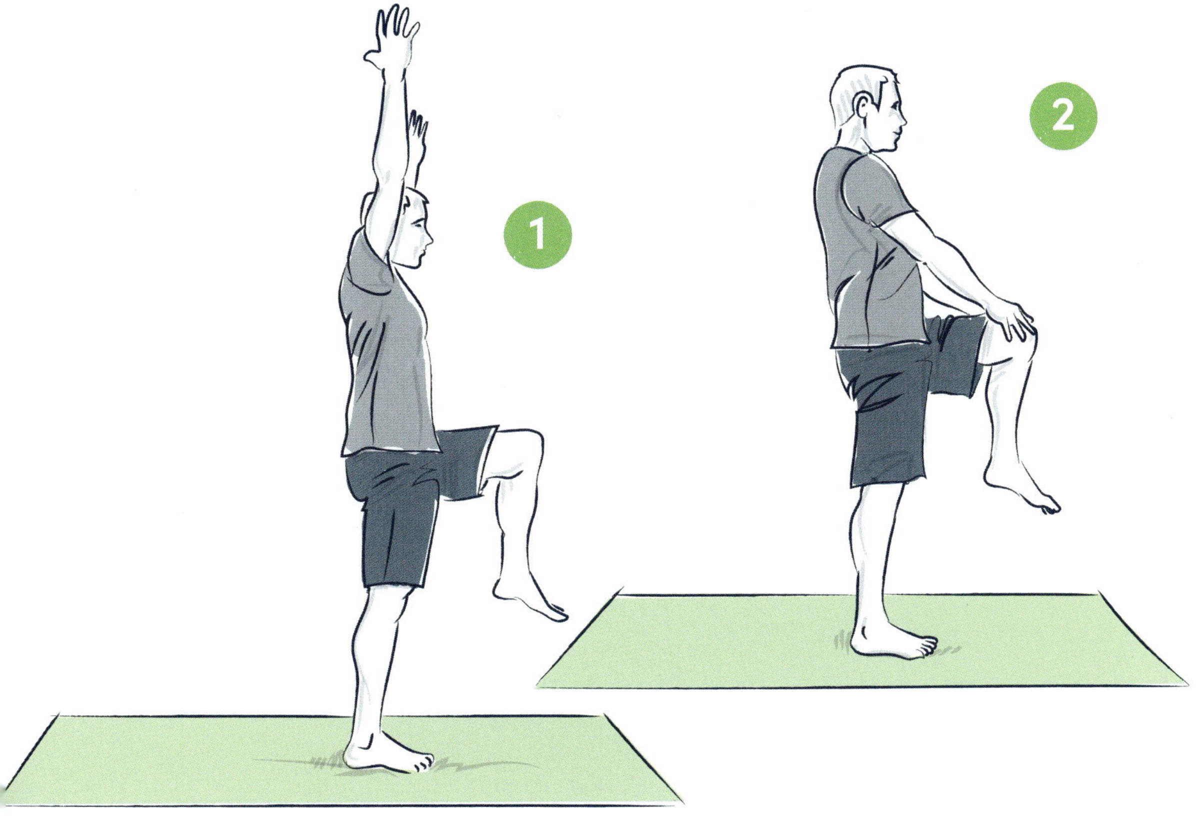

E+F Balance-Challenge – Variante 2

Kräftigung der Beinmuskulatur und Koordination

Wenn Sie mehrere Sekunden auf einem Bein stehen können, wird diese Übung Ihre nächste Herausforderung darstellen. Zur Sicherheit stellen Sie sich aber vor eine Wand, damit Sie nicht umfallen können. Kommen Sie in einen aufrechten Stand und heben Sie das linke Bein im 90-Grad-Winkel an. Die Arme befinden sich seitlich neben dem Körper. Haben Sie eine stabile Position gefunden, schließen Sie die Augen und versuchen, die Position so lange wie möglich zu halten. Nicht erlaubt sind Positionsveränderungen, starkes Schwanken mit dem Oberkörper oder das Austarieren mit den Armen. Ebenso endet die Übung, wenn Sie die Augen öffnen müssen.

Tasten Sie sich schrittweise und langsam heran und beobachten Sie, ob es einen deutlichen Seitenunterschied in der Balance gibt, nachdem Sie die Übung auch mit dem anderen Bein durchgeführt haben. Ein Halten der Position über 10 Sekunden auf beiden Seiten ist ein wirklich gutes Ergebnis. Über 15 Sekunden wäre ein sehr gutes Ergebnis. Bei Augen- oder Innenohrerkrankungen oder Schwindel sollte die Übung nicht durchgeführt werden.

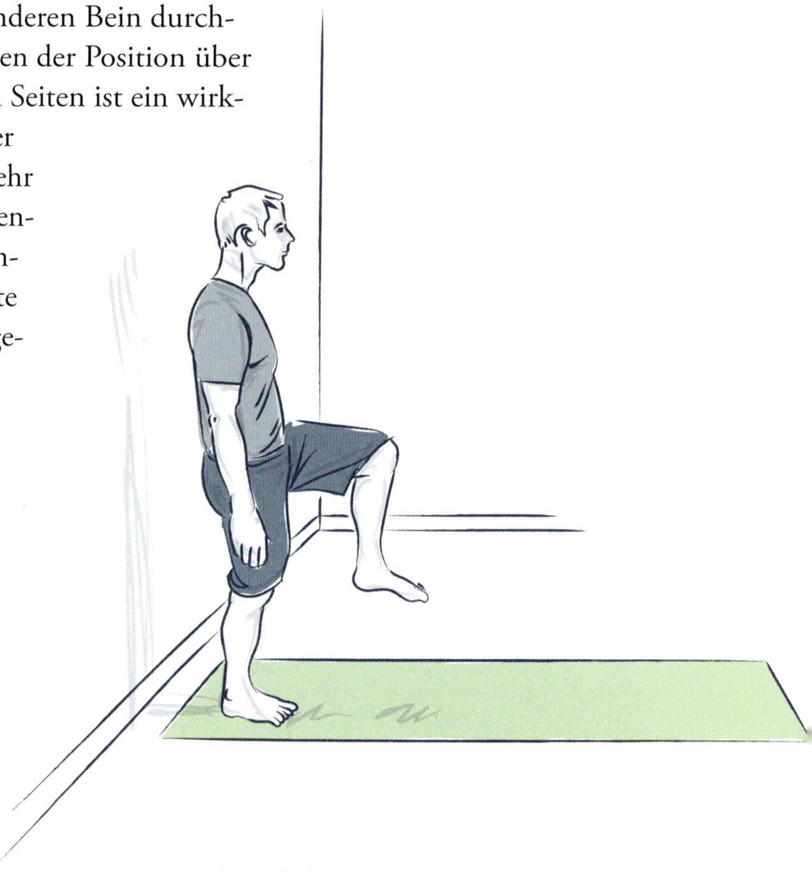

F Standwaage

Kräftigung der Bein-, Gesäß- und Rückenmuskulatur

Verlagern Sie aus dem Stand Ihr Gewicht nach vorn und strecken Sie das rechte Bein in der Verlängerung des Oberkörpers gerade nach hinten aus. Die Arme strecken Sie seitlich aus. Der Nacken befindet sich in der Verlängerung der Wirbelsäule, der Blick richtet sich nach unten zum Boden. Halten Sie diese Position mindestens 10 Sekunden pro Seite.

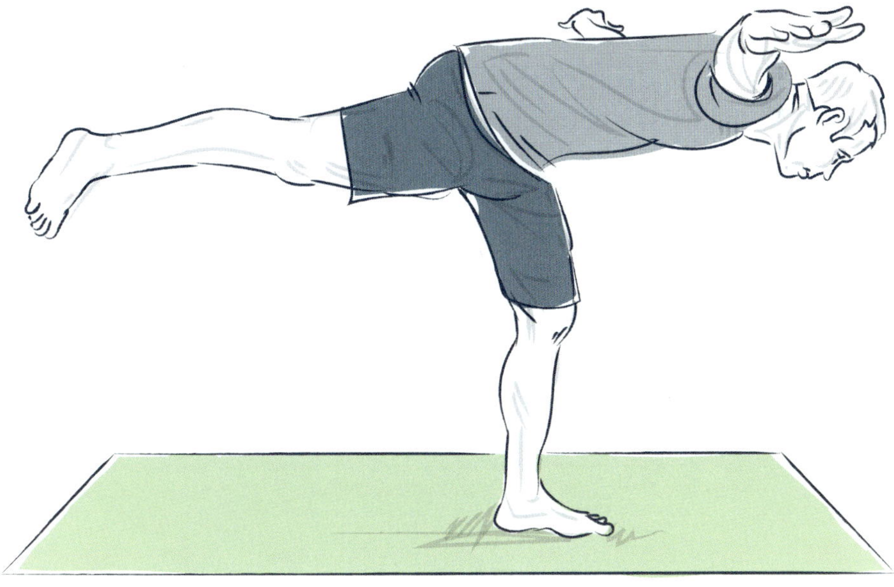

E Lift-up

Kräftigung der Bein-, Gesäß- und Rückenmuskulatur

Beginnen Sie die Übung im aufrechten Stand mit hüftbreiter Beinstellung und legen Sie die Hände an den Hinterkopf (1). Heben Sie nun das rechte Knie Richtung Brust an, sodass Hüfte und Knie im rechten Winkel gebeugt sind. Das Standbein bleibt gestreckt, der Oberkörper befindet sich in einer aufrechten Position. Hier atmen Sie ein (2). Beim Ausatmen senken Sie das Bein wieder ab und wechseln zur anderen Seite.

Wiederholen Sie die Übung 8-mal pro Seite. Achten Sie auf einen stabilen Stand und eine saubere Ausführung. Qualität vor Quantität.

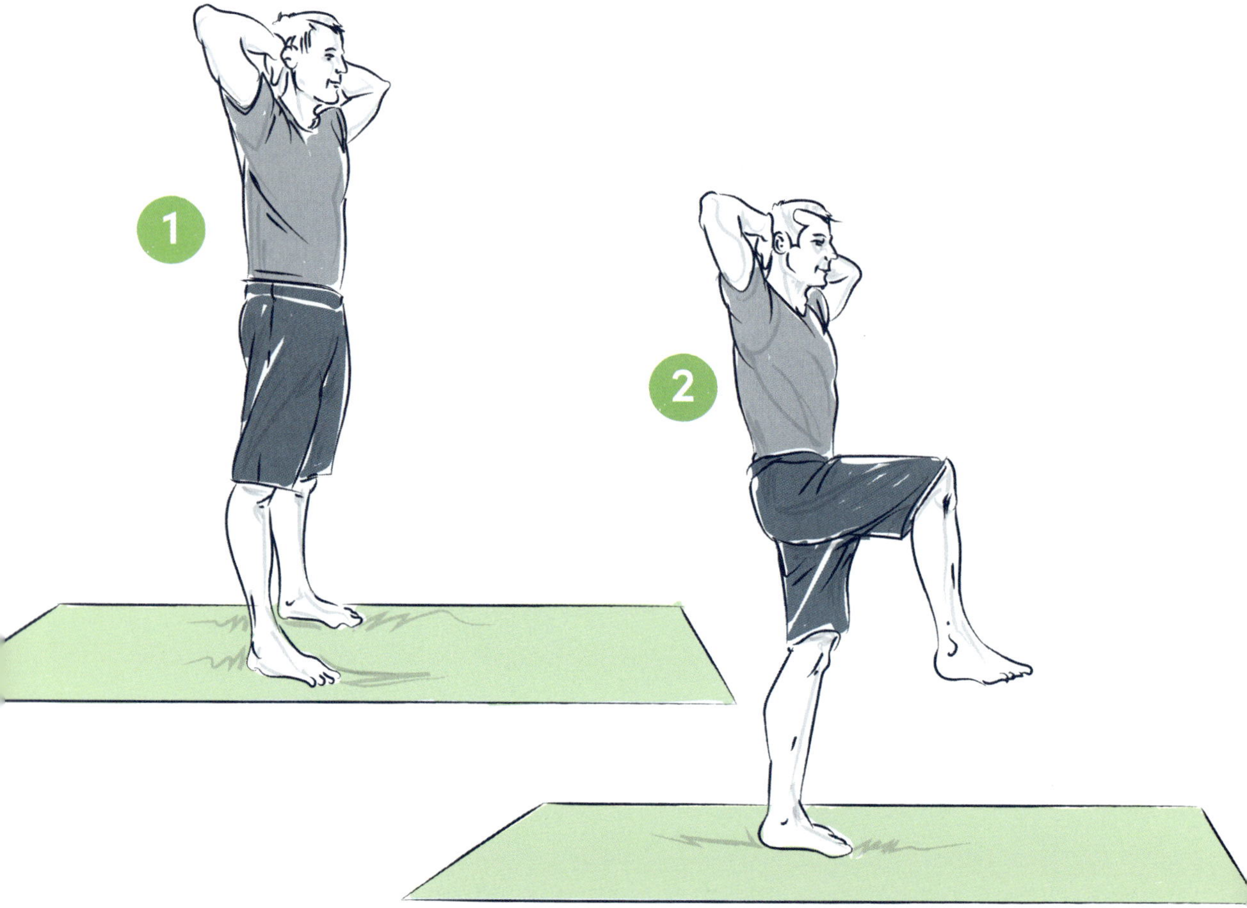

E Beinheben im Stehen

Kräftigung der Bein- und Gesäßmuskulatur

Greifen Sie im Stehen zu den Hüften, beugen Sie leicht beide Knie und verlagern Sie das Gewicht auf das linke Bein. Das rechte Bein hebt nun etwas vom Boden ab (1). Heben Sie dann das rechte Bein gebeugt oder auch gestreckt seitlich so weit es geht in Richtung Taille an (2). Senken Sie das rechte Bein anschließend wieder ab. Fühlen Sie sich im Einbeinstand unsicher, halten Sie sich zunächst an einer Wand fest.

Wiederholen Sie die Übung 8-mal pro Seite. Achten Sie auf einen langsamen und kontrollierten Ablauf.

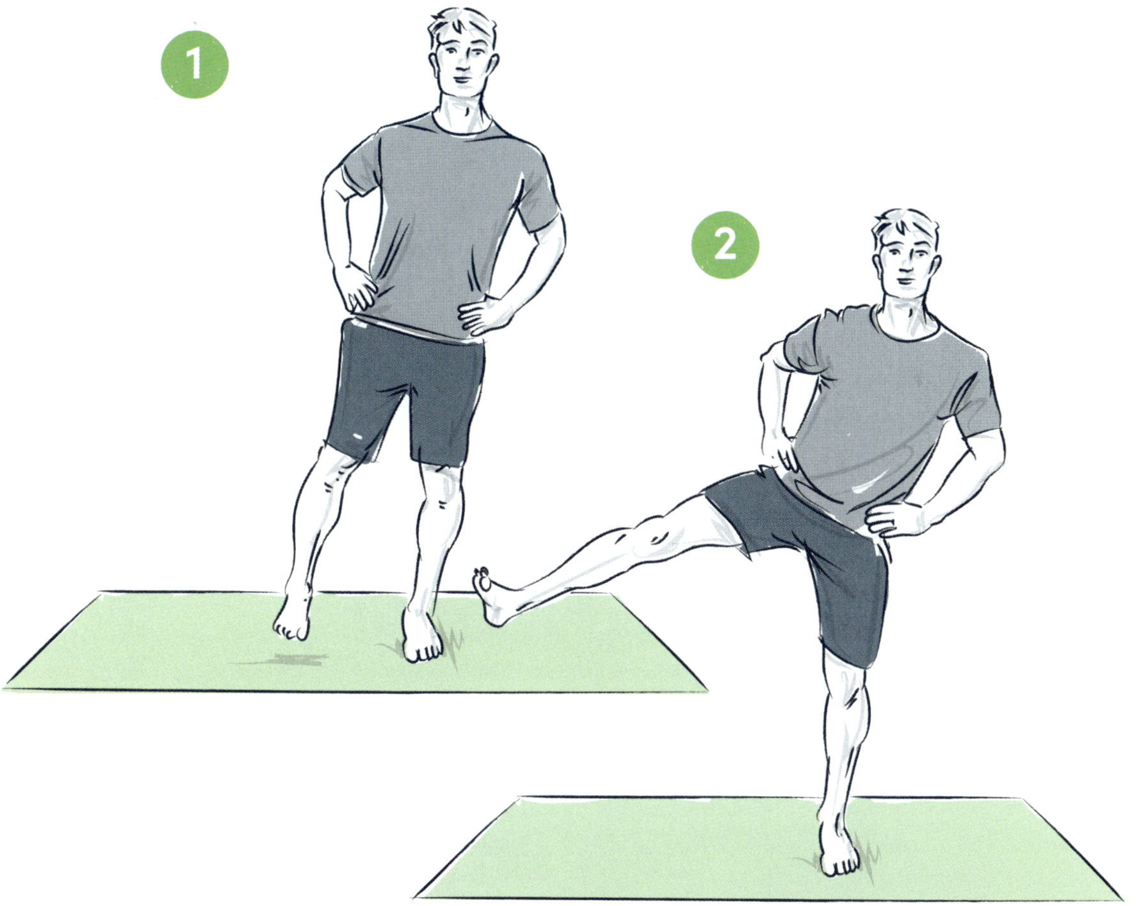

DIE GANZKÖRPER-PROGRAMME

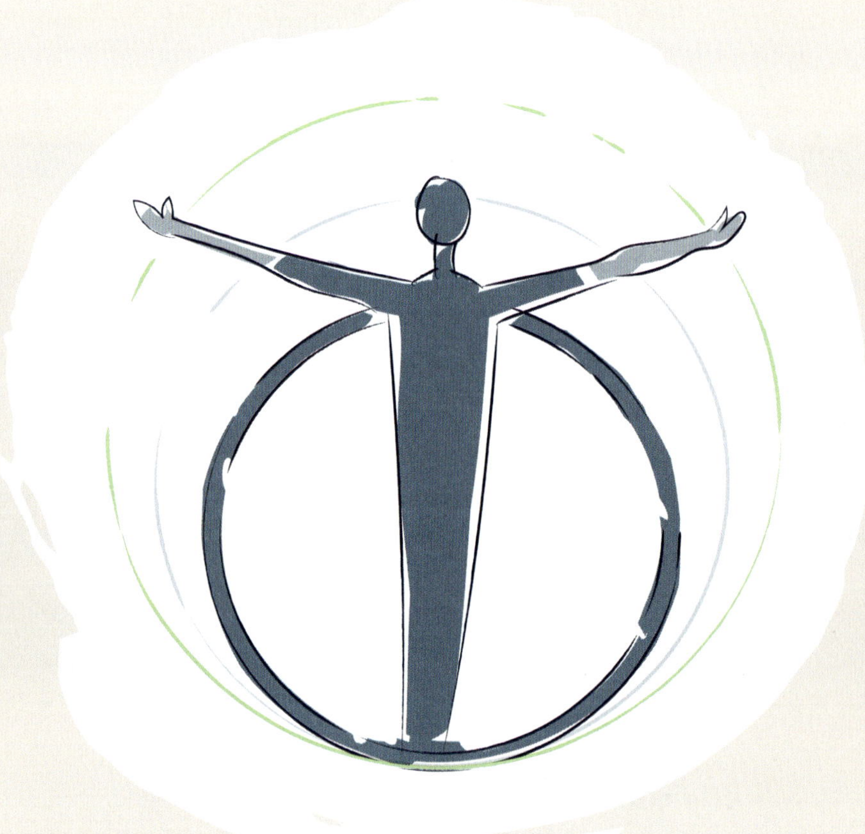

Im Folgenden möchte ich Ihnen zwei Trainingsprogramme mit je zehn Übungen für die wichtigsten Regionen des ganzen Bewegungsapparats vorstellen. Ein Programm ist vor allem für den Anfang gestaltet, damit Sie mit relativ unkomplizierten, aber sehr effektiven Kräftigungsübungen eine regelmäßige Bewegungsroutine etablieren können. Das andere Programm dient jenen, die bereits Erfahrung mit ähnlichen Übungen haben oder die nach dem ersten Programm etwas weitergehen möchten.

All jene, die gern einem Kraft-Work-out folgen, statt sich selbst eines zusammenzustellen, sind hier herzlich eingeladen, diese Programme für sich zu nutzen. Dabei empfehle ich Ihnen, sich 25 bis 30 Minuten Zeit zu nehmen und das jeweilige Programm mehrmals die Woche durchzuführen.

Seien Sie aber geduldig! Wenn Sie mit dem Ziel loslegen, nach zehn Jahren ohne Sport und mit Übergewicht nun in drei Wochen fit wie ein Turnschuh werden zu wollen, sind dies leider nicht zu erfüllende Erwartungen. Wenn Sie jedoch am Programm dranbleiben, werden sich relativ schnell erste kleine Erfolge einstellen und Ihr Körper wird sich schrittweise umformen. Sehen Sie es nicht als Shortcut, um schnell maximale Ergebnisse zu erreichen, sondern als mittel- und langfristiges Projekt, das Sie für den Rest Ihres Lebens in einem gesunden, kräftigen und vitalen Körper leben lässt.

Je besser Ihr Fitnessgrad wird, desto schwieriger dürfen die Übungen sein, die Sie in Ihr Training integrieren. Nun aber viel Freude beim Loslegen!

Ganzkörperprogramm für Einsteiger

Das Trainingsprogramm für Einsteiger ist der ideale Startpunkt, wenn Sie sich nicht auf eine einzelne Körperregion konzentrieren möchten, sondern ein ausgewogenes Krafttraining ohne Geräte für den gesamten Körper durchführen wollen. In diesem Programm mit zehn Übungen finden Sie abwechslungsreiche Sequenzen für Schultern & Arme, Brust & Rücken, Core & Beine. Somit arbeiten Sie auf allen Ebenen parallel und werden auch in allen Regionen gleichzeitig Fortschritte bemerken. Teilweise finden sich Übungen für die bereits vorgestellten Körperregionen wieder, teilweise finden Sie komplett neue Übungen, die bisher noch nicht vorgestellt wurden.

Speziell am Anfang ist es wichtig, ein gutes Körpergefühl zu entwickeln und die eigenen Grenzen kennenzulernen. Deshalb sollten Sie gerade zu Beginn mit der Anzahl der Wiederholungen spielen. Testen Sie, wann Ihre Muskulatur ermüdet, wann Sie sich am Limit bewegen, wann vielleicht darüber oder wann Sie womöglich ein Stück vom Limit entfernt sind. Vergessen Sie nicht das kurze Aufwärmprogramm (siehe S. 76–81). Legen Sie nach dem ersten Training auf jeden Fall einen Tag Pause ein. Haben Sie die Übungen korrekt durchgeführt und haben Sie eine eher wenig sportliche Vergangenheit, wird ein Muskelkater in einer oder mehreren Muskelgruppen die logische Konsequenz sein. Doch hier noch ein paar Tipps zur idealen Herangehensweise:

- Strengen Sie sich nicht zu sehr an, aber auch nicht zu wenig.
- Konzentrieren Sie sich auf die Ausführung und weniger auf das Ergebnis.
- Setzen Sie vor allem zu Beginn bewusst die Atmung ein, sodass Sie auch während der körperlichen Anstrengung gleichmäßig atmen können.
- Qualität vor Quantität: Lieber drei Wiederholungen weniger und die Übung sauber ausführen, als schlampig drei Wiederholungen mehr schaffen. Nur dann haben Sie Erfolg.
- Genießen Sie die Herausforderung, und wenn etwas am Anfang noch nicht so gut klappt, nehmen Sie es mit Humor.

Nun sind wir optimal vorbereitet, und es kann losgehen! Ich wünsche Ihnen viel Freude und Erfolg mit dem Einsteigerprogramm!

Liegestützvariante Push-up

Kräftigung der Armmuskulatur

Stellen Sie sich etwa einen Meter von einem Stuhl oder einer Bank entfernt auf und stützen Sie sich mit den flachen Händen schulterbreit darauf ab. Die Beine sind hüftbreit geöffnet und gestreckt. Der Oberkörper sollte eine gerade Linie bilden. Achten Sie darauf, nicht ins Hohlkreuz zu sinken und auch den Nacken lang zu lassen (1). Beugen Sie nun die Ellbogen, bis die Stirn fast die Auflagefläche des Stuhls oder der Bank berührt. Dabei atmen Sie aus. Achten Sie darauf, dass die Ellbogen nicht nach außen ausweichen. Das Gesäß zeigt nun nach oben (2). Kommen Sie mit der Einatmung wieder in die Ausgangsposition und strecken Sie die Arme.

Wiederholen Sie die Übung, sooft es möglich ist. Achten Sie auf eine saubere Ausführung. Qualität vor Quantität.

1

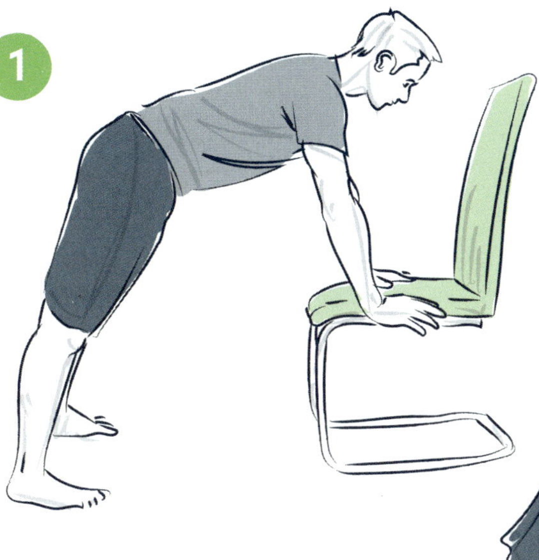

2

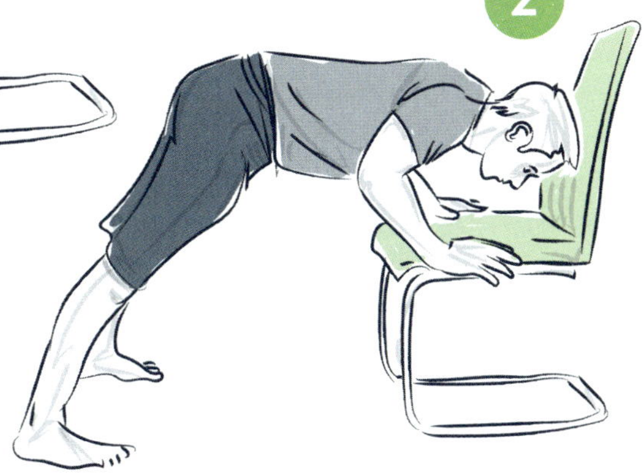

Armheber im Stehen

Kräftigung der Arm- und Trizepsmuskulatur

Kommen Sie im hüftbreiten Stand in eine leichte Hocke und senken Sie dabei das Gesäß etwas nach hinten ab. Die Arme befinden sich gestreckt seitlich neben dem Körper, wobei die Handflächen zueinander zeigen. Richten Sie die Schulterblätter etwas nach unten und innen zur Wirbelsäule hin aus. Dies dient der Stabilisierung der Arme und des Oberkörpers. Der Nacken ist lang und befindet sich in Verlängerung der Wirbelsäule (1). Heben Sie die Arme nun so weit wie möglich nach hinten und oben an und atmen Sie dabei ein (2). Beim Ausatmen senken Sie sie wieder in die Ausgangsposition ab.

Wiederholen Sie die Übung 10-mal. Sie können den Schwierigkeitsgrad erhöhen, indem Sie das Gesäß tiefer absenken. Achten Sie auf einen langsamen und kontrollierten Ablauf.

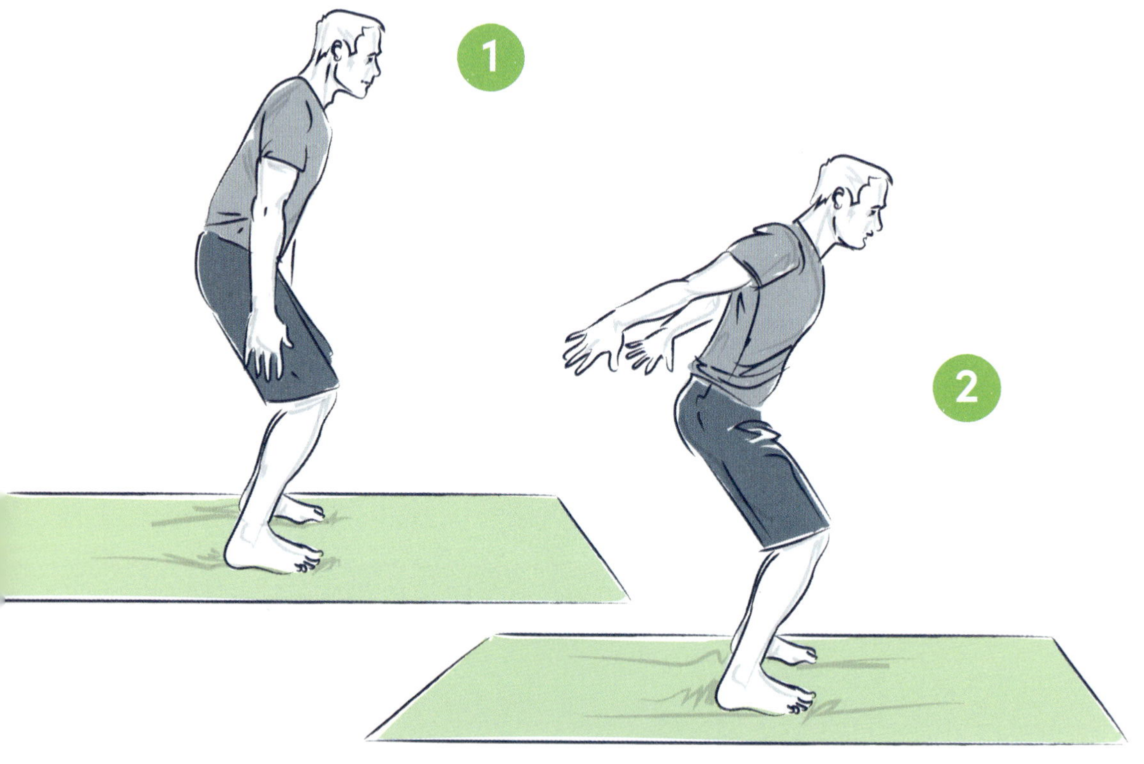

Yoga-Hund

Kräftigung der Arm- und Brustmuskulatur

Kommen Sie in den Vierfüßlerstand. Die Handgelenke befinden sich unterhalb der Schultern, die Knie unterhalb der Hüften (1). Schieben Sie nun Oberkörper und Becken nach oben und so weit wie möglich nach hinten, bis Sie mit Ihrem Körper und dem Boden ein Dreieck bilden (2). Die Arme sind gestreckt, die Beine anfangs leicht angewinkelt. Diese können Sie mit regelmäßigen Wiederholungen mehr in die Streckung bringen. Voraussetzung ist allerdings, dass das Körpergewicht nicht nach vorn verlagert wird. Kommen Sie anschließend wieder in die Ausgangsposition des klassischen Vierfüßlerstands zurück.

Wiederholen Sie die Übung 10-mal. Achten Sie auf einen langsamen und kontrollierten Ablauf.

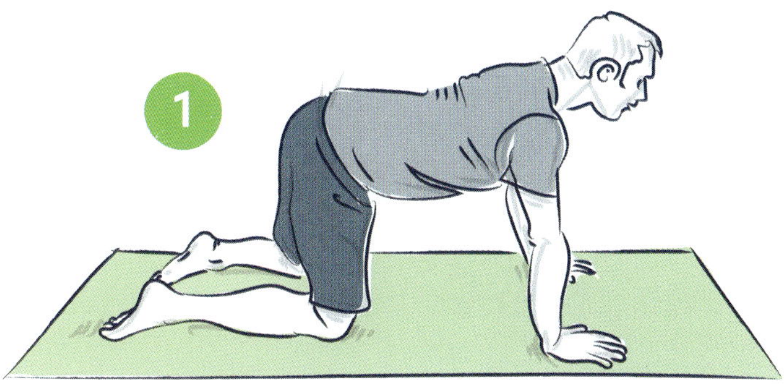

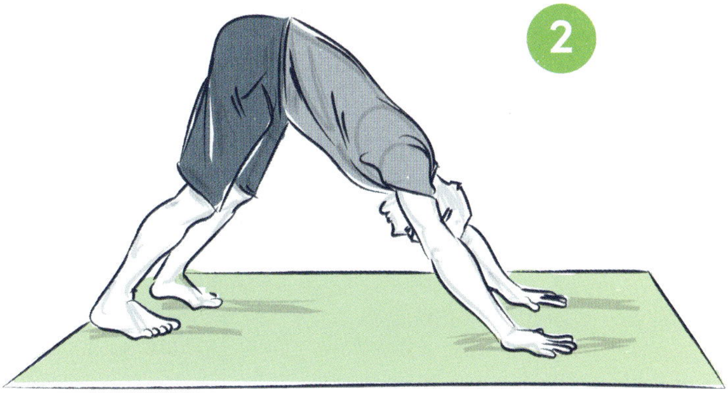

Beinheber

Kräftigung der geraden Bauchmuskulatur

Bringen Sie die Hände in Rückenlage etwas unter Ihr Gesäß. Dadurch wird der Fokus darauf gelegt, während der Übung den unteren Rücken stabil zu halten und nicht in ein Hohlkreuz zu geraten. Strecken Sie nun beide Beine, so gut es geht, gerade nach oben zur Decke aus (1). Mit dem Ausatmen senken Sie beide Beine langsam bis knapp über den Boden ab (2). Kommen Sie einatmend wieder zurück nach oben. Erzeugt die Übung Rückenschmerzen oder ist sie zu intensiv, beugen Sie entweder die Beine etwas mehr oder senken Sie sie nicht ganz so weit ab.

Wiederholen Sie die Übung, sooft es möglich ist. Achten Sie auf den unteren Rücken und eine saubere Ausführung. Qualität vor Quantität.

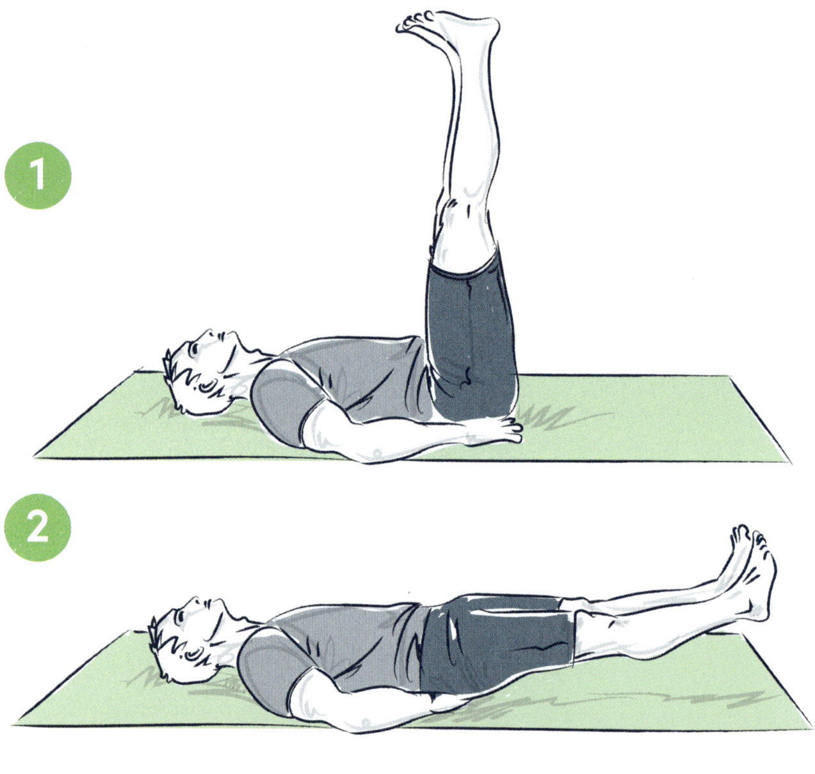

Fahrradfahren im Liegen

Kräftigung der geraden und schrägen Bauchmuskulatur

Kommen Sie mit gestreckten Beinen in die Rückenlage und legen Sie die Hände an den Hinterkopf. Heben Sie Kopf, Schultern und Beine vom Boden ab. Ziehen Sie nun das rechte Knie in Richtung Brust und drehen Sie gleichzeitig den Oberkörper sowie den linken Ellbogen zum rechten Knie (1). Beginnen Sie nun, Fahrrad zu fahren, und berühren Sie jeweils mit einem Knie den gegenüberliegenden Ellbogen, wobei das andere Bein über dem Boden gestreckt ist. Achten Sie stets darauf, die Bewegungen vor allem aus der Kraft der Körpermitte, insbesondere der Bauchmuskeln, anzusteuern (2).

Wiederholen Sie die Übung, sooft es möglich ist, allerdings sind langsame und konzentrierte, jedoch dafür weniger Wiederholungen deutlich effektiver als mehr Wiederholungen, die schnell und unachtsam ausgeführt werden. Achten Sie auf eine saubere Ausführung. Qualität vor Quantität.

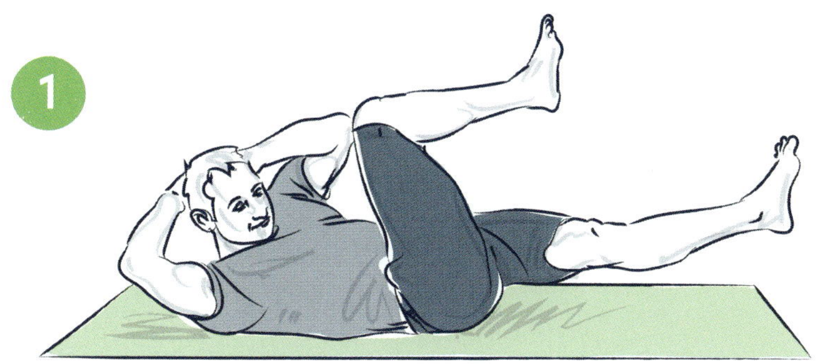

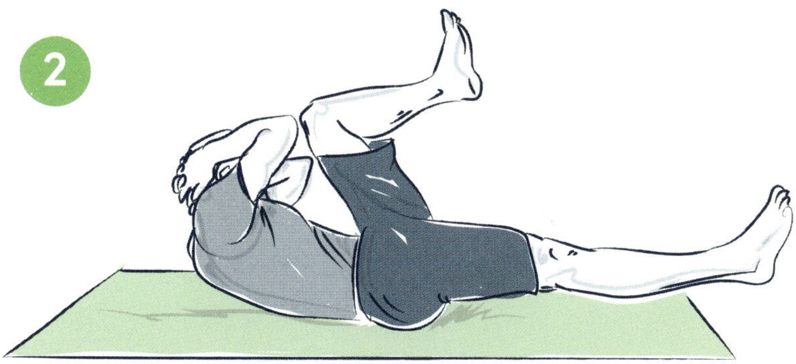

Schwimmer – Variante 1

Kräftigung der Rückenstrecker und der tiefen Rückenmuskulatur

Kommen Sie in die Bauchlage und strecken Sie Arme sowie Beine aus (1). Heben Sie nun den rechten Arm etwas vom Boden ab. Achten Sie auf einen langen Nacken in der Verlängerung der Wirbelsäule. Ziehen Sie die Hand zusätzlich nach vorn – Länge vor Höhe (2). Legen Sie sich wieder ab und wechseln Sie anschließend zum anderen Arm.

Wiederholen Sie die Übung 6- bis 8-mal pro Seite. Achten Sie auf den unteren Rücken und eine saubere Ausführung. Qualität vor Quantität.

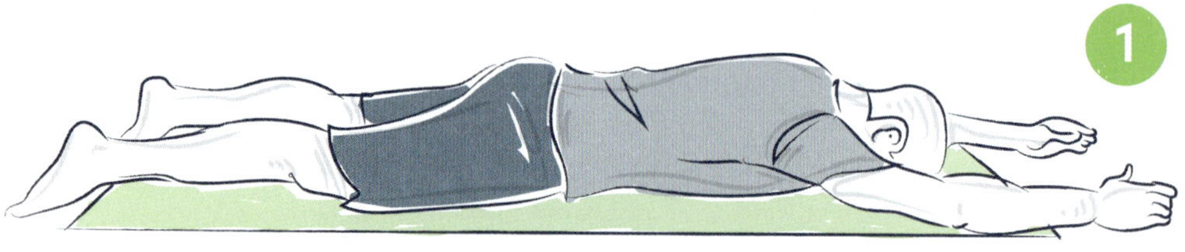

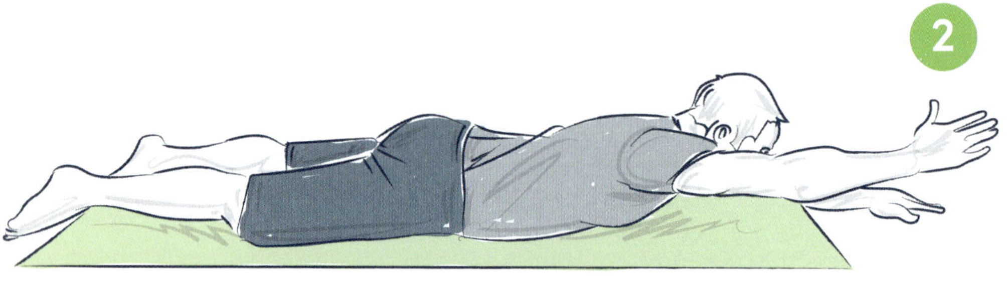

Schulterbrücke – Variante 1

Kräftigung des unteren Rückens, des Gesäßes und der Hamstrings (Oberschenkelrückseite)

Stellen Sie in Rückenlage die Beine auf. Dabei befinden sich die Fersen unterhalb der Knie. Strecken Sie die Arme nach hinten und heben Sie das Becken so weit wie möglich vom Boden ab (1). Halten Sie diese Position 30 Sekunden lang. Rollen Sie anschließend langsam Wirbel für Wirbel nach unten ab und kommen Sie wieder zurück nach oben (2). Dieses Mal halten Sie die Position für 20 Sekunden. Dann wieder abrollen und ein letztes Mal für 10 Sekunden halten.

1

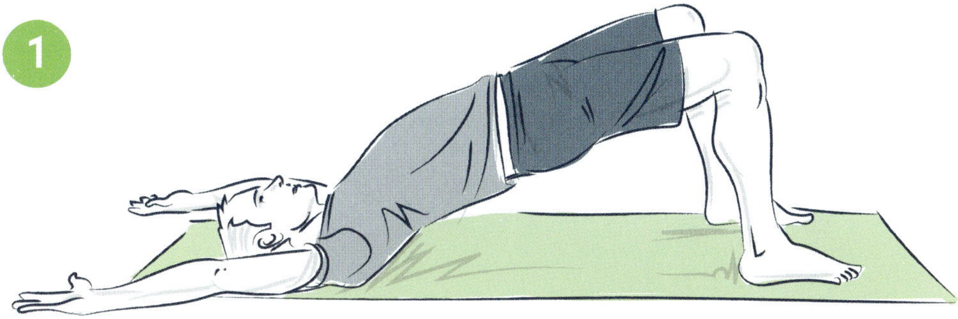

2

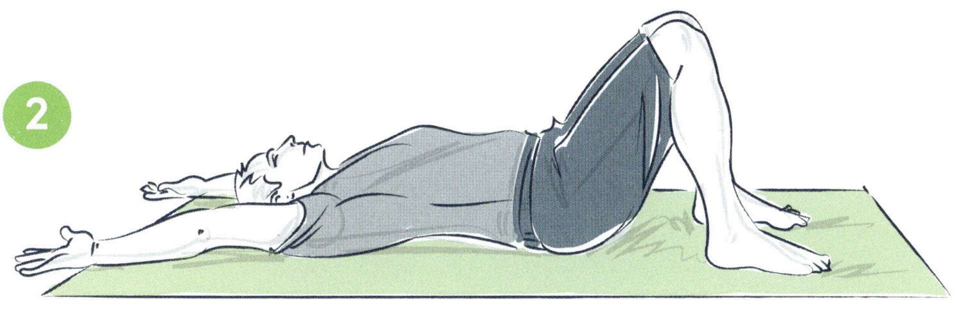

Vorwärtsbeuge

Kräftigung und Dehnung der Oberschenkelmuskulatur

Machen Sie einen großen Schritt nach vorn und drehen Sie bei gestrecktem Bein den hinteren Fuß um etwa 30 Grad nach außen. Der vordere Fuß ist gerade ausgerichtet, das vordere Knie minimal gebeugt. Beugen Sie sich nun zur Hälfte nach vorn und strecken Sie Rücken sowie Arme gerade nach vorn aus. Der Nacken befindet sich in der Verlängerung der Wirbelsäule. Hier atmen Sie ein (1). Mit dem Ausatmen beugen Sie sich ganz nach unten und greifen zum vorderen Knöchel oder Fuß. Dabei entspannen Sie Nacken und Schultern (2). Atmen Sie ein und kommen Sie wieder zur Hälfte mit gestrecktem Rücken und gestreckten Armen nach oben.

Wiederholen Sie die Übung 8-mal pro Seite. Achten Sie auf einen stabilen Stand und eine saubere Ausführung. Qualität vor Quantität.

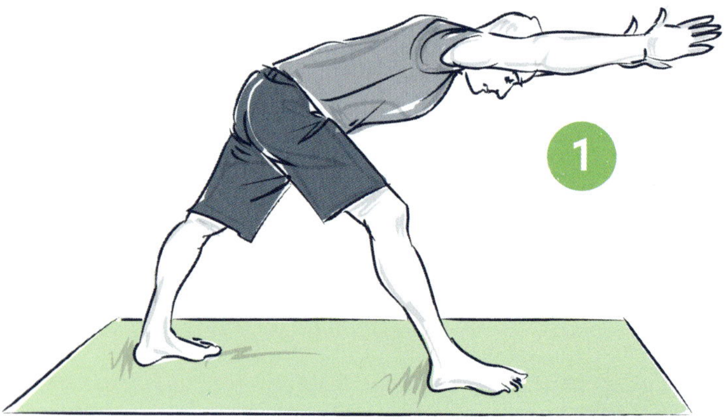

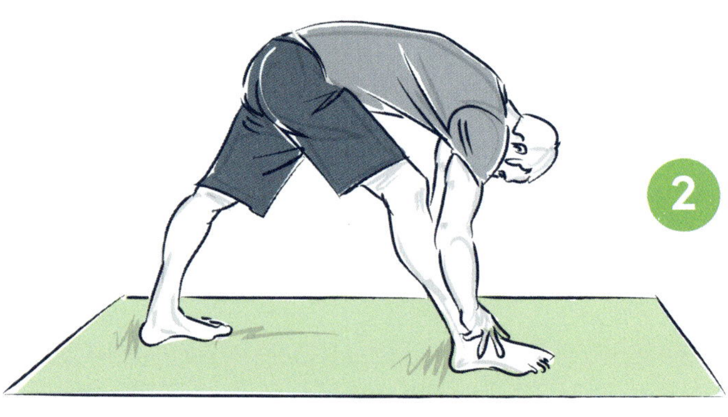

Kräftiges Aufstehen

Kräftigung der Bein-, Gesäß- und Rückenmuskulatur

Eines der wichtigsten Ziele für den Bewegungsapparat, ganz gleich in welchem Alter, ist die Stabilität und damit auch die Sturzprophylaxe. Diese wird speziell mit dieser Übungsvariante, dem Wechseln vom Knien in den Stand, trainiert.

Kommen Sie auf das rechte Knie, verlagern Sie Ihr Gewicht auf dieses und stellen Sie den linken Fuß daneben auf. Bringen Sie das Gesäß so tief wie möglich. Behalten Sie aber einen aufrechten Oberkörper und strecken Sie die Arme seitlich aus (1). Stehen Sie langsam und stabil auf und bringen Sie die Füße in eine hüftbreite, parallele Stellung (2). Machen Sie nun mit dem rechten Fuß einen kleinen Schritt nach hinten und senken Sie das Becken langsam und stabil ab, bis Sie wieder im einbeinigen Kniestand sind. Gern können Sie das Knie auf einem Kissen ablegen.

Wiederholen Sie die Übung 6-mal pro Seite. Achten Sie auf ein stabiles Auf- und Absetzen und eine saubere Ausführung. Qualität vor Quantität.

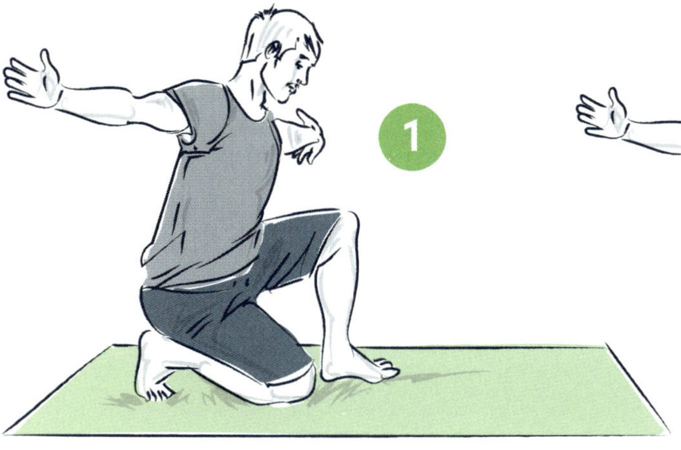

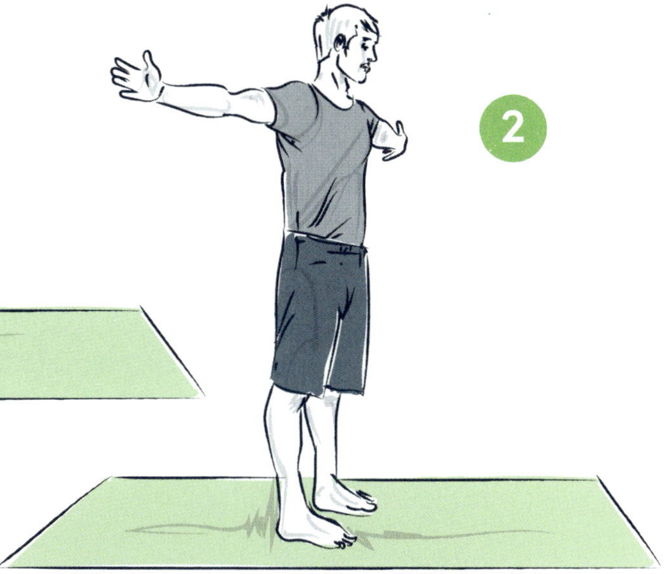

Good Morning

Kräftigung der Rückenmuskulatur

Bringen Sie im Stand die Handinnenflächen zueinander und strecken Sie beide Arme gerade nach oben aus. Die Beine sind hüftbreit geöffnet (1). Beugen Sie sich nun ausatmend langsam nach vorn, bis Sie in die Waagerechte kommen, und halten Sie dabei den Rücken möglichst gerade. Die Beine sollten ganz gestreckt bleiben, die Knie aber nicht überstreckt werden. Kommt es hier zu Schmerzen im unteren Rücken, beugen Sie die Knie leicht. Heben Sie das Brustbein etwas nach vorn an und ziehen Sie die Schultern etwas nach hinten unten. Wenn Sie das Gesäß in dieser Position zusätzlich nach hinten schieben, werden Sie eine deutliche Dehnung in der hinteren Oberschenkelmuskulatur wahrnehmen (2). Kommen Sie anschließend langsam einatmend wieder mit geradem Rücken nach oben und heben Sie die Arme an.

Wiederholen Sie die Übung 8-mal. Achten Sie auf einen stabilen unteren Rücken und eine saubere Ausführung. Qualität vor Quantität.

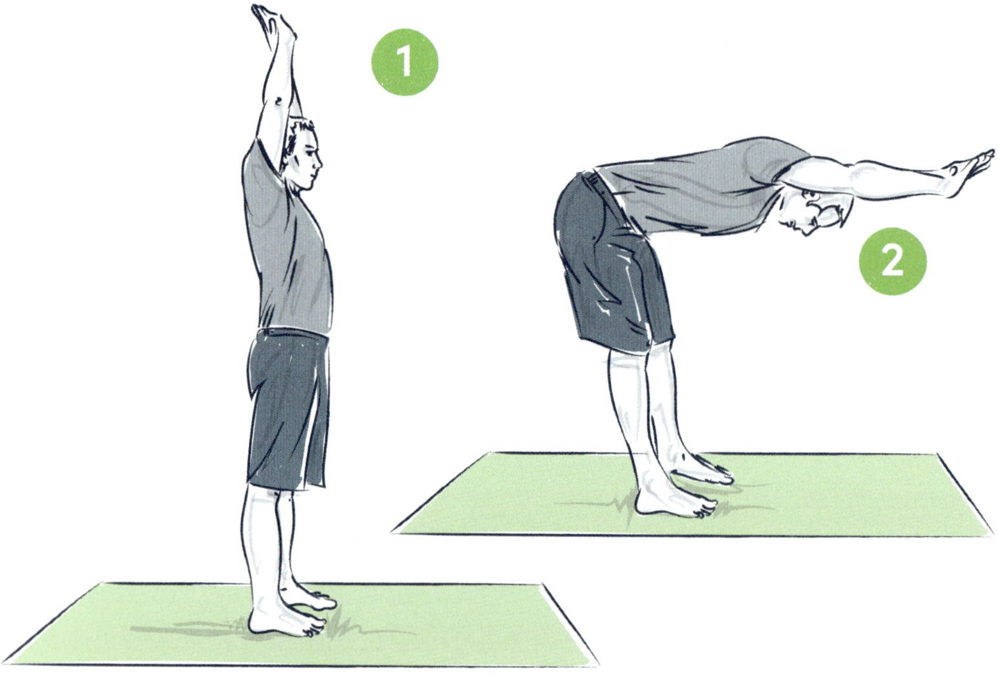

Ganzkörperprogramm für Fortgeschrittene

Sie machen bereits Krafttraining oder sind mit Kräftigungsübungen vertraut? Dann können Sie auch mit diesem Programm loslegen. So wie im Einsteigerprogramm finden Sie auch hier zehn Übungen zu den wichtigsten Körperregionen. Alle Übungen erfordern Erfahrung mit Krafttraining, da sie entweder herausfordernd sind oder es auch einfachere Varianten dazu geben würde.

Vergessen Sie nicht das kurze Aufwärmprogramm (siehe S. 76–81). Legen Sie nach dem ersten Training auf jeden Fall einen Tag Pause ein. Haben Sie die Übungen korrekt durchgeführt und diese Art von Übungen noch nicht oft praktiziert, wird ein Muskelkater in einer oder mehreren Muskelgruppen die logische Konsequenz sein. Mischen Sie das Fortgeschrittenenprogramm auch immer wieder mit anderen Übungen für die einzelnen Körperpartien oder mit dem Einsteigerprogramm, um Abwechslung ins Training zu bringen und unterschiedliche Reize zu setzen.

Und hier noch ein paar Tipps für die ideale Herangehensweise:

- Tasten Sie sich Schritt für Schritt heran. Wenn es am Anfang zu viele Übungen sind, können auch nur wenige davon ein guter Start sein.
- Merken Sie, dass dieses Programm Sie überfordert, nehmen Sie es locker und wechseln Sie zum Einsteigerprogramm. Weniger ist oft mehr!
- Konzentrieren Sie sich bei den Übungen auf die Ausführung und weniger auf das Ergebnis.
- Setzen Sie vor allem zu Beginn bewusst die Atmung ein, sodass Sie auch während der körperlichen Anstrengung gleichmäßig atmen können.
- Qualität vor Quantität. Lieber drei Wiederholungen weniger und die Übung sauber ausführen, als schlampig drei Wiederholungen mehr schaffen. Nur dann haben Sie Erfolg.

Als routinierter Krafttrainierer können Sie sich auch Ihre ganz persönlichen, individuellen Sätze zusammenstellen.

Diamant-Liegestütz

Kräftigung der Arm-, Trizeps- und Brustmuskulatur

Gehen Sie in die Liegestützposition, wobei der Körper eine gerade Linie bildet. Halten Sie den Rücken gerade. Platzieren Sie die Hände ganz nah nebeneinander, sodass sich Daumen- und Zeigefingerspitzen gegenseitig berühren. Dabei befinden sich die Hände ungefähr unterhalb des Brustbeins (1). Beugen Sie nun die Ellbogen, die stets körpernah bleiben. Versuchen Sie, das Brustbein bis knapp über die Hände abzusenken (2). Kommen Sie anschließend wieder in die Ausgangsposition.

Wiederholen Sie die Übung, sooft es möglich ist. Achten Sie auf eine saubere Ausführung. Qualität vor Quantität.

1

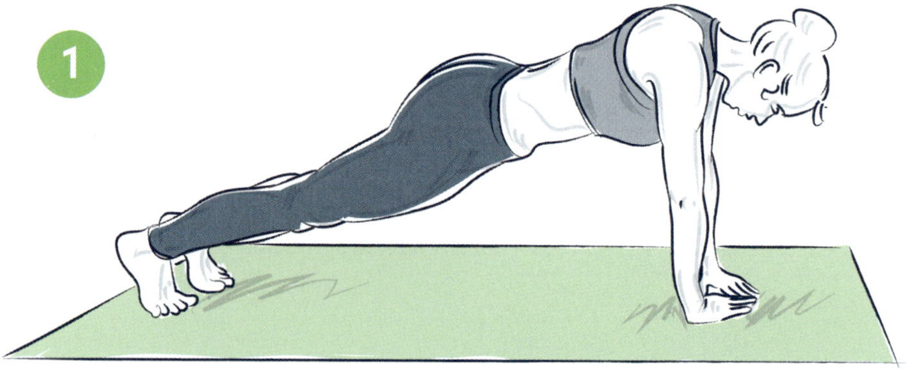

2

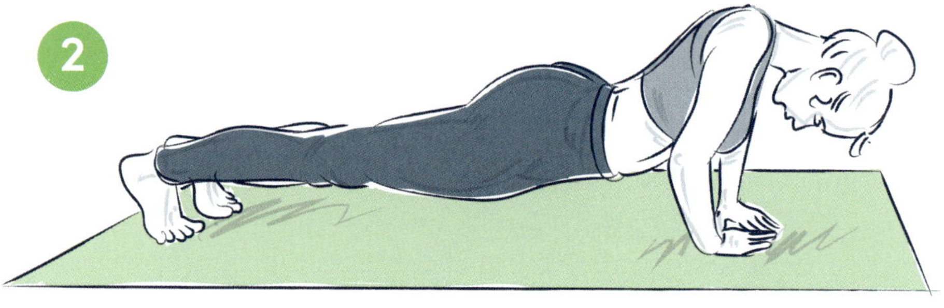

Liegestützvariante mit Fokus auf einer Seite

Kräftigung der Arm- und Brustmuskulatur

Kommen Sie in die klassische Liegestützposition. Dabei befindet sich der ganze Körper stabil in der Luft, lediglich die Zehen und Hände haben Kontakt zum Boden. Greifen Sie etwas weiter als schulterbreit auseinander. Unter eine Hand legen Sie ein mehrfach gefaltetes Tuch (z. B. ein Handtuch oder eine Decke). Diese Hand liegt deutlich höher über dem Boden auf (1). Beugen Sie nun mit der Ausatmung die Ellbogen. Versuchen Sie, mit der Nasenspitze den Boden zu berühren (2). Strecken Sie die Arme, kommen Sie in die Ausgangsposition zurück und schieben Sie das Tuch nun unter die andere Hand.

Beugen Sie die Ellbogen und wiederholen Sie die Übung abwechselnd, sooft es möglich ist. Achten Sie auf eine saubere Ausführung. Qualität vor Quantität.

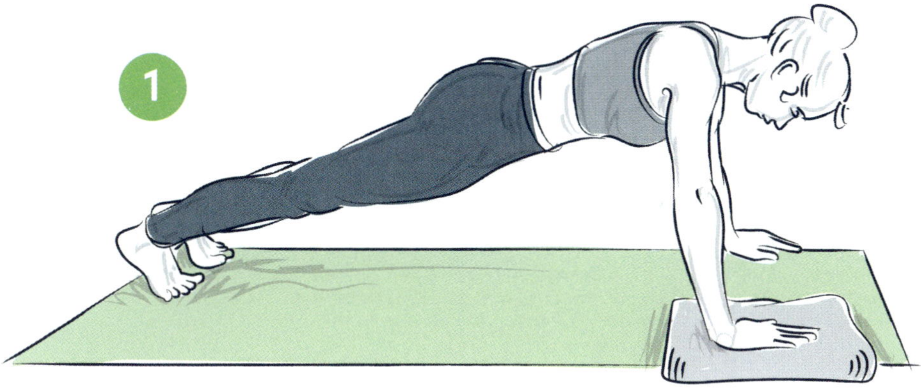

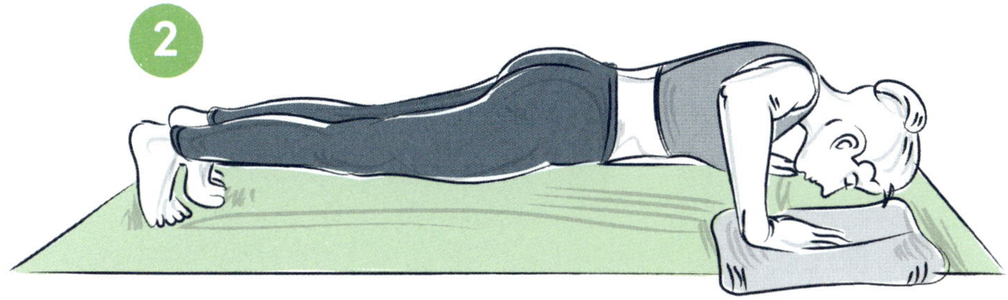

Trizeps-Dips

Kräftigung der Arm-, Trizeps- und Schultermuskulatur

Stützen Sie sich mit den Händen hinten auf einer Auflagefläche ab, beispielsweise auf einem Stuhl oder an einer Sofakante. Die Arme sind gestreckt und schulterbreit geöffnet. Die Beine sind gebeugt, die Fersen befinden sich unterhalb der Knie. Der Oberkörper ist aufrecht (1). Atmen Sie nun aus, senken Sie das Gesäß so weit wie möglich ab und beugen Sie Knie sowie Ellbogen. Der Oberkörper behält seine aufrechte Position. Versuchen Sie, möglichst weit nach unten zu kommen (2). Strecken Sie anschließend wieder die Arme und kommen Sie in die Ausgangsposition zurück.

Wiederholen Sie die Übung, sooft es möglich ist. Achten Sie auf eine saubere Ausführung. Qualität vor Quantität.

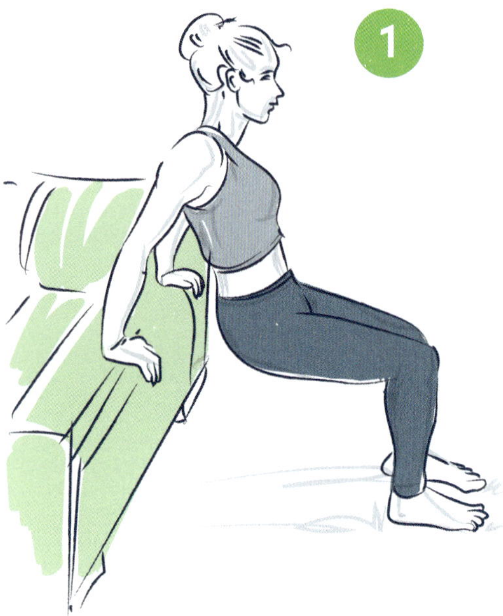

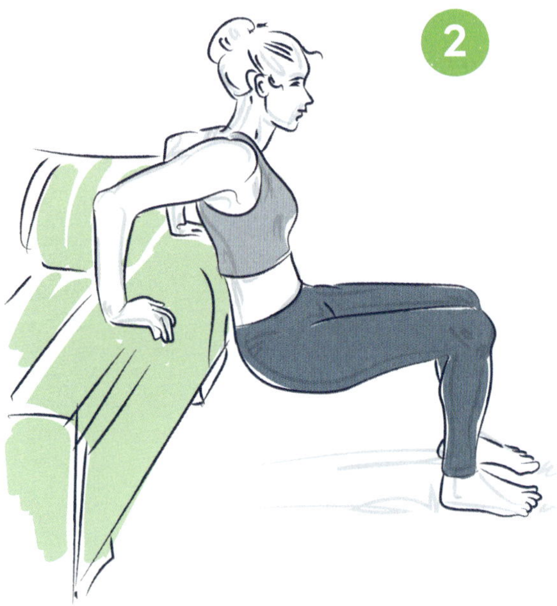

Chest Burner

Kräftigung der Arm- und Brustmuskulatur

Öffnen Sie im Stehen die Beine etwas weiter als hüftbreit und beugen Sie etwas die Knie, während das Gesäß absinkt. Der Oberkörper behält eine aufrechte Position. Nehmen Sie leichte Gewichte wie zwei Wasserflaschen in beide Hände (1). Heben Sie nun die Arme mit gebeugten Ellbogen an. Dabei verändern Sie nicht die Position in Beinen und Oberkörper (2). Kommen Sie wieder zurück in die Ausgangsposition.

Wiederholen Sie die Übung 8-mal. Achten Sie auf einen langsamen und kontrollierten Ablauf und dass Sie nicht in ein übermäßiges Hohlkreuz im unteren Rücken sinken.

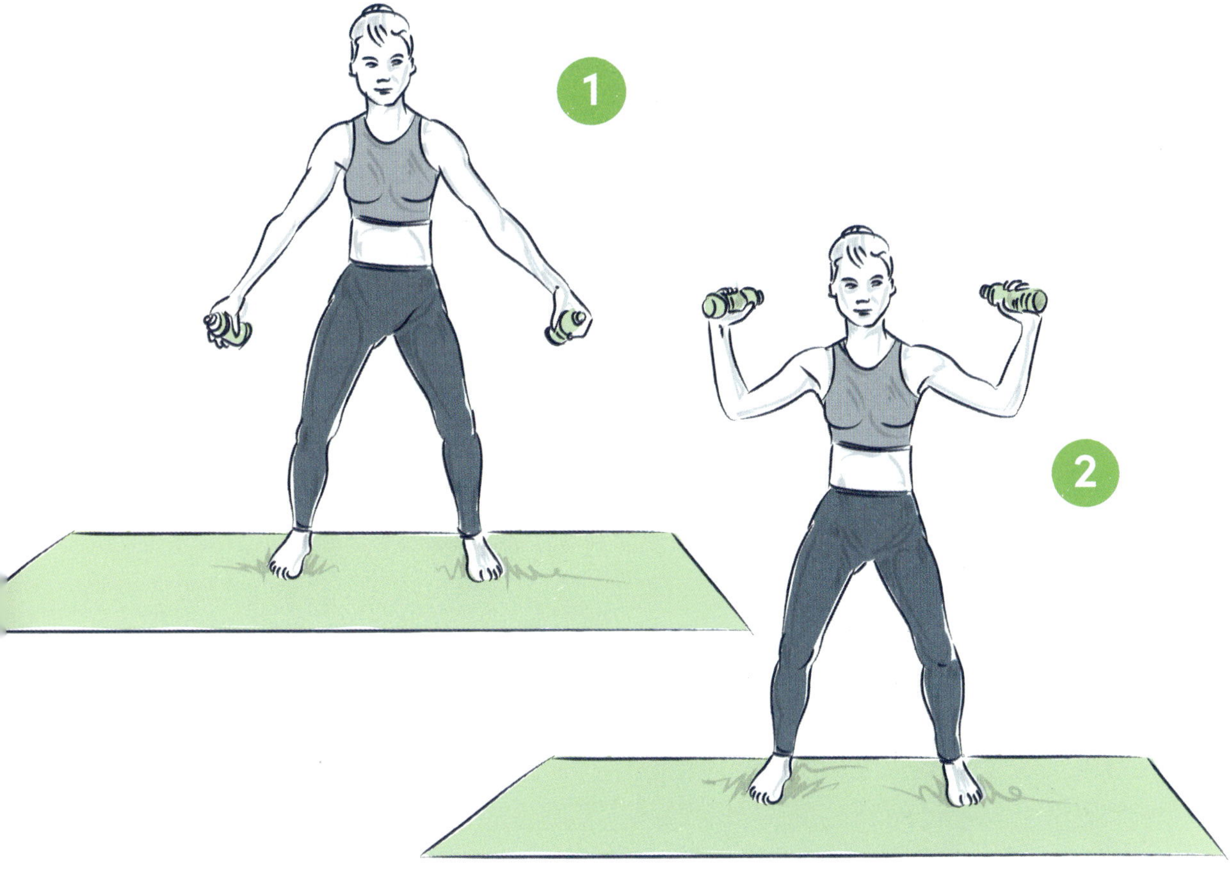

Russian Twist

Kräftigung der schrägen und geraden Bauchmuskulatur

Setzen Sie sich auf den Boden. Der Oberkörper ist gerade und leicht nach hinten geneigt. Beugen Sie die Beine in der Luft. Als Einsteigervariante können Sie auch die Beine aufstellen. Beugen Sie die Ellbogen, die Arme befinden sich seitlich vor dem Oberkörper (1). Drehen Sie sich nun nach rechts zur Seite und berühren Sie mit beiden Händen oder zumindest mit einer Hand den Boden. Drehen Sie auch den Kopf mit und achten Sie darauf, die gerade Position des Oberkörpers nicht zu verlieren (2). Kommen Sie zur Mitte zurück und drehen Sie sich nun zur anderen Seite.

Wiederholen Sie die Übung 6- bis 8-mal pro Seite. Achten Sie auf den unteren Rücken und eine saubere Ausführung. Qualität vor Quantität.

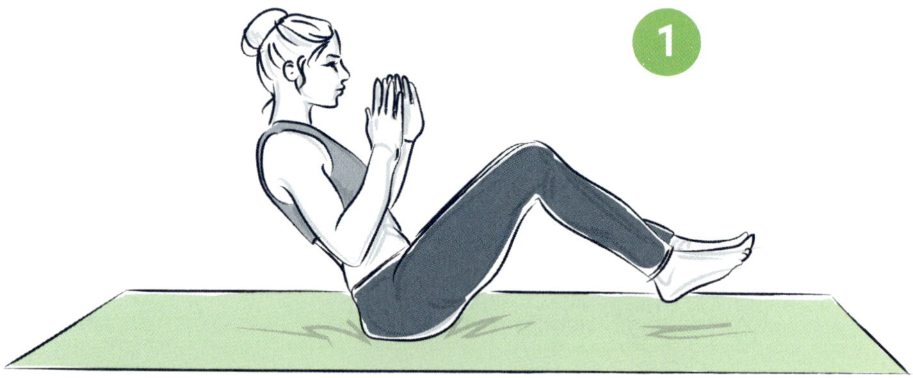

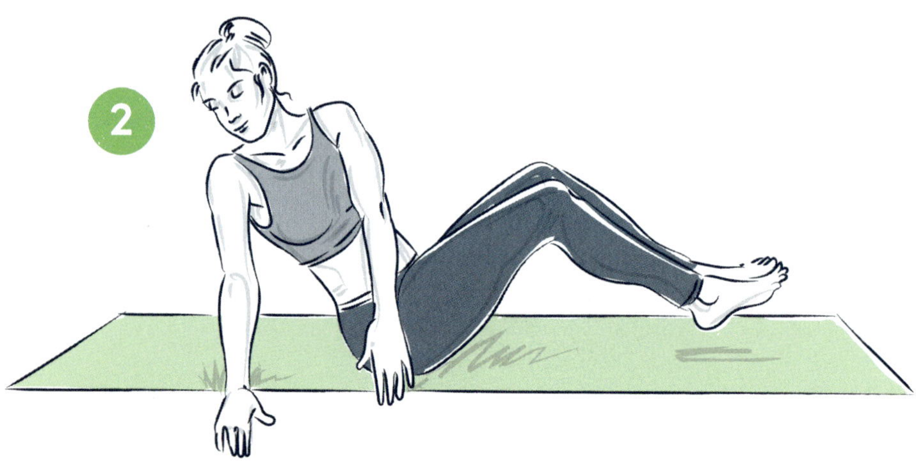

Schwimmer – Variante 2

Kräftigung der Rückenstrecker und der tiefen Rückenmuskulatur

Kommen Sie in die Bauchlage und strecken Sie Arme sowie Beine aus (1). Heben Sie nun den rechten Arm und diagonal das linke Bein etwas vom Boden ab. Achten Sie auf einen langen Nacken in der Verlängerung der Wirbelsäule. Ziehen Sie die Hand zusätzlich nach vorn und die Zehen nach hinten. Hier gilt Länge vor Höhe (2). Legen Sie sich wieder ab und wechseln Sie anschließend zum anderen Arm sowie zum anderen Bein.

Wiederholen Sie die Übung 6- bis 8-mal pro Seite. Achten Sie auf den unteren Rücken und eine saubere Ausführung. Qualität vor Quantität.

1

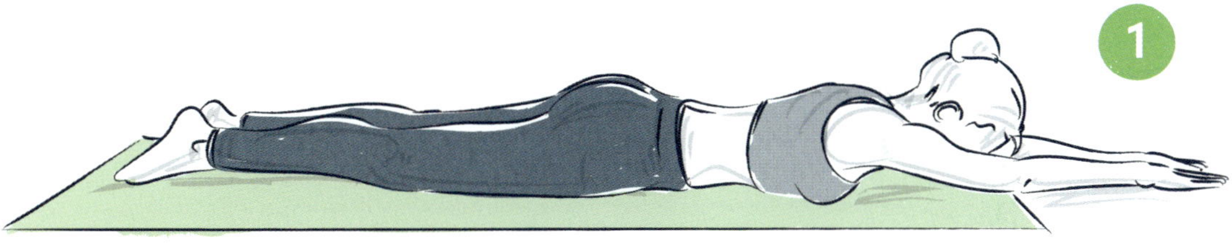

2

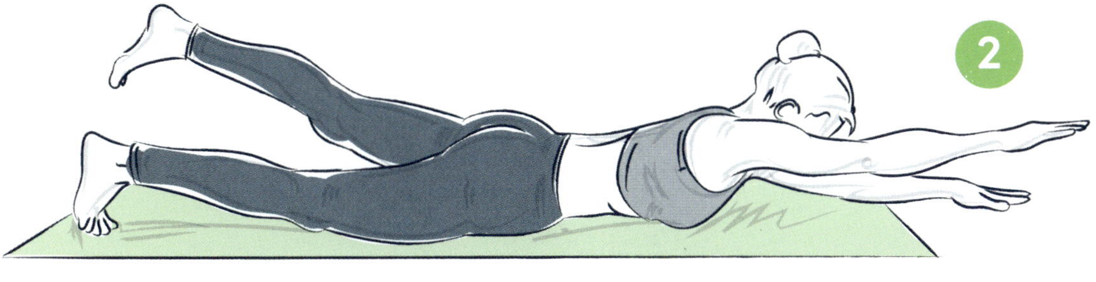

Plank

Kräftigung des unteren Rückens sowie der Arm-, Bauch- und Gesäßmuskulatur

Kommen Sie in den Unterarmstütz. Dabei stellen Sie Ihre Unterarme schulterbreit auf, die Hände liegen flach auf und die Finger zeigen nach vorn. Die Ellbogen sind unter den Schultern gebeugt. Die Beine sind hüftbreit geöffnet, die Fußspitzen sind aufgestellt. Halten Sie diese Position so lange wie möglich – 1 bis 2 Minuten sind schon richtig stark. Achten Sie darauf, dass sich die Hüften nicht anheben, aber auch nicht absinken; behalten Sie die kräftige und stabile Position bei.

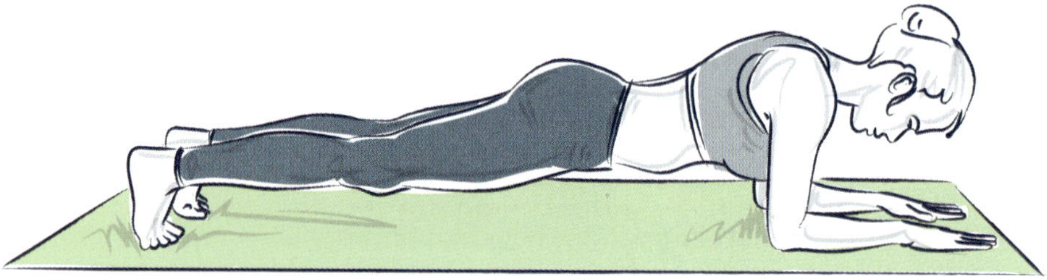

Ausfallschritt – Variante 3

Kräftigung der Gesäß- und der vorderen Oberschenkelmuskulatur

Kommen Sie in einen aufrechten und stabilen Stand und platzieren Sie die Arme seitlich neben dem Körper mit zwei 1-Liter-Wasserflaschen in den Händen (1). Verlagern Sie Ihr Gewicht nach vorn und kommen Sie in die Standwaage. Dabei strecken Sie das rechte Bein in Verlängerung des Oberkörpers gerade nach hinten aus. Der Nacken befindet sich in der Verlängerung der Wirbelsäule. Die Arme mit den leichten Gewichten strecken Sie nach unten (2). Wenn es geht, kommen Sie ohne Absetzen des rechten Fußes wieder nach oben und machen einen großen Schritt nach vorn. Das vordere rechte Bein ist nun gebeugt, das hintere (linke) Knie senken Sie bis knapp über den Boden ab (3). Wiederholen Sie den Ablauf anschließend mit dem linken Bein.

Machen Sie pro Seite 6 Schritte mit Standwaage nach vorn. Achten Sie auf einen stabilen Stand und eine saubere Ausführung. Qualität vor Quantität.

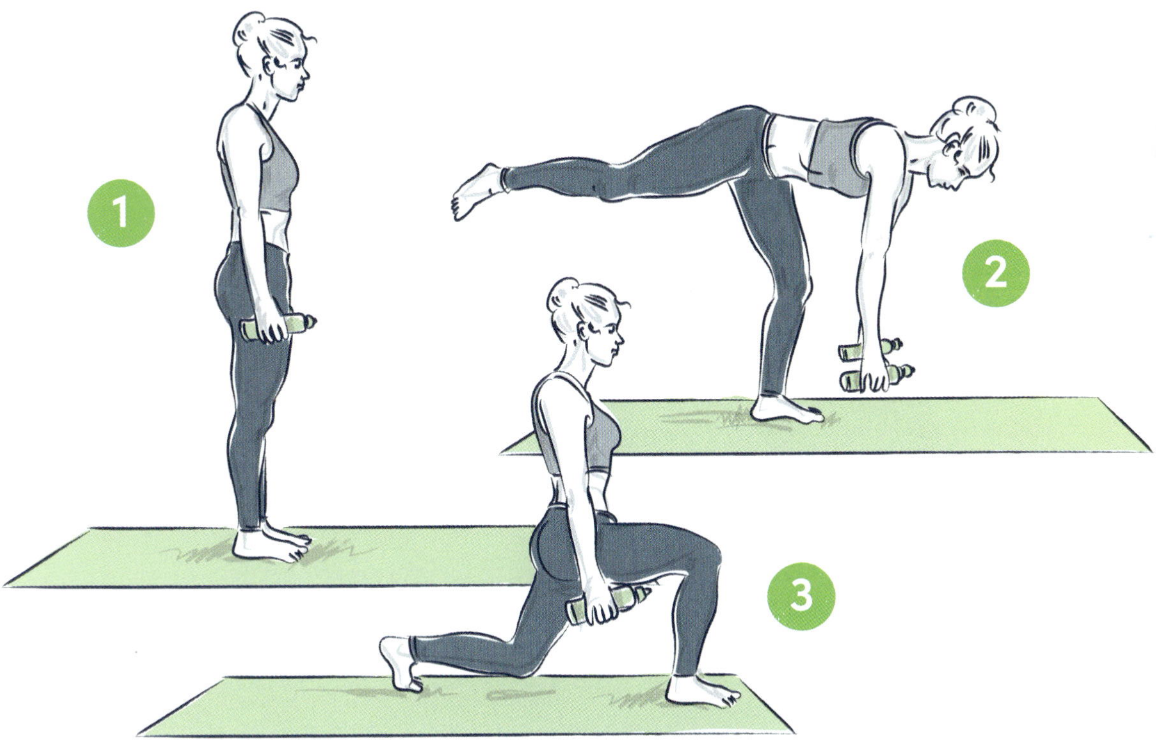

Einbeinige Kniebeuge

Kräftigung der Bein-, Gesäß- und Rückenmuskulatur

Kommen Sie in den aufrechten Stand und öffnen Sie die Beine hüftbreit. Die gerade und parallele Ausrichtung der Füße ist speziell bei dieser Übung sehr wichtig. Die Arme befinden sich seitlich neben dem Körper. Gern können Sie sich für mehr Stabilität am Anfang mit einer Hand festhalten (1). Mit aufrechtem Oberkörper beugen Sie nun das rechte Bein, heben das linke leicht vom Boden ab und senken das Gesäß so weit wie möglich ab. Achten Sie jedoch darauf, nicht die Aufrichtung des Oberkörpers einzubüßen (2).

Strecken Sie das rechte Bein anschließend wieder, richten Sie sich auf und wiederholen Sie die Übung 8-mal pro Seite. Achten Sie auf eine stabile und saubere Ausführung. Qualität vor Quantität.

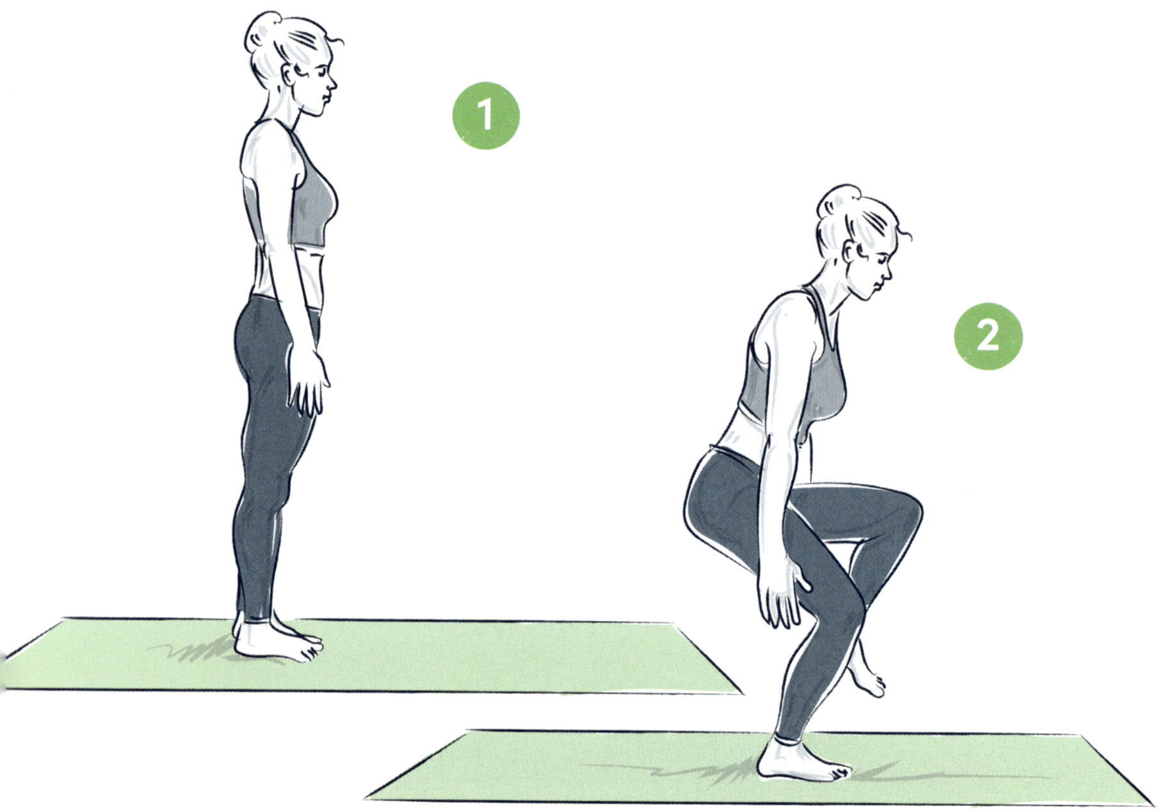

»Knöchelgrapscher«

Kräftigung der schrägen und geraden Bauchmuskulatur

Strecken Sie in Rückenlage Arme und Beine gerade nach oben zur Decke und heben Sie wenn möglich Kopf und Schultern vom Boden ab (1). Mit dem Einatmen greifen Sie mit der rechten Hand zum linken Knöchel (2). Kommen Sie ausatmend wieder zurück. Kopf und Oberkörper bleiben jedoch vom Boden abgehoben, wenn es geht. Wechseln Sie anschließend die Seite und greifen Sie mit der linken Hand zum rechten Knöchel.

Wiederholen Sie die Übung abwechselnd, sooft es möglich ist. Achten Sie auf eine saubere Ausführung. Qualität vor Quantität.

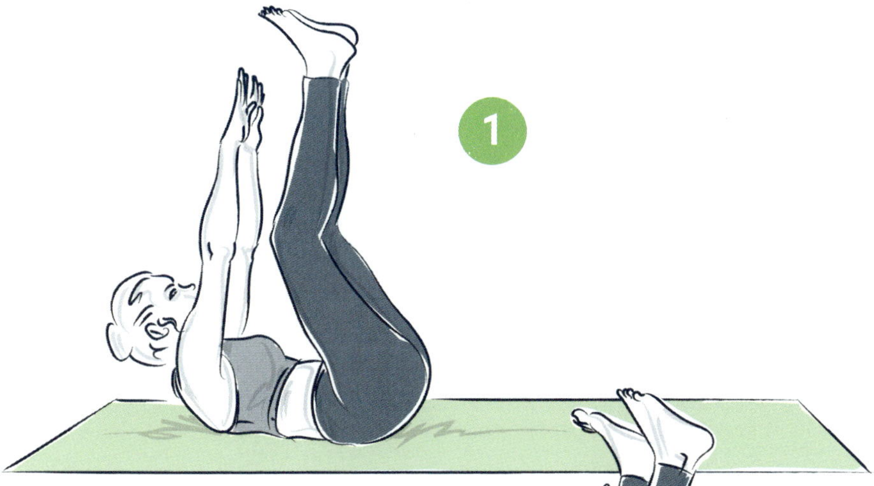

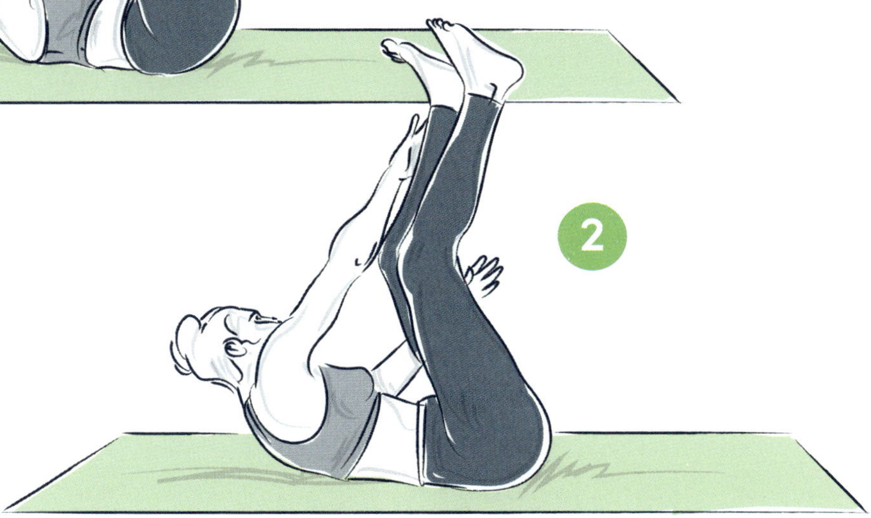

Ausblick

Ich gratuliere Ihnen! Sie haben den Einstieg in die Kraftübungen geschafft, und das ist wirklich ein beachtenswerter Erfolg. Es ist nicht einfach, sich zu überwinden und gegen alle Ausreden und den inneren Schweinehund anzukämpfen. Das ist Ihnen gelungen, und davor ziehe ich meinen Hut, bravo!

Wenn Sie regelmäßig üben, haben Sie mit Sicherheit erkannt, dass man schnell Freude auch an fordernden Übungen findet und sich gar nicht ungern so manchen Herausforderungen stellt. Der Körper ist dankbar für sinnvolle Belastung und passt sich schnell an neue Inputs an. Somit können Sie in den kreativen Teil der Übungspraxis übergehen und mit den Programmen und einzelnen Übungen richtiggehend spielen. Suchen Sie sich immer wieder neue Challenges, so bleibt auch der Spaß erhalten. Und wenn es einmal eine Phase gibt, in der andere Dinge wichtiger sind, seien Sie nicht zu streng mit sich – Hauptsache, Sie kommen wieder zum Training zurück. Denn die Übungen und Programme in diesem Buch sind ein Begleiter für den Rest Ihres Lebens. Jederzeit können Sie darauf zurückgreifen und auf dem aktuellen Level neu durchstarten.

Ausführlichere Programme und immer wieder neue Übungen, die ich mit Ihnen gemeinsam durchführe, finden Sie auf meinen sozialen Kanälen, insbesondere auf YouTube. Haben Sie Freunde, Bekannte oder Verwandte, erzählen Sie ihnen doch von Ihren persönlichen Erfahrungen. Vielleicht können auch sie davon profitieren.

Und wenn es doch einmal zwickt und nicht besser wird, stehe ich Ihnen als Arzt in meiner Praxis vor Ort oder auch telemedizinisch gern zur Verfügung!

Bleiben wir in Bewegung, kräftig und stabil, ganz gleich in welchem Alter!

Dr. Peter Poeckh

Sachregister

Impressum

MIX
Papier | Fördert gute Waldnutzung
FSC® C011124
FSC
www.fsc.org

Penguin Random House Verlagsgruppe FSC® N001967

1. Auflage 2026

einem Unternehmen der Penguin Random House Verlagsgruppe GmbH,
Neumarkter Str. 28, 81673 München

produktsicherheit@penguinrandomhouse.de
(Vorstehende Angaben sind zugleich Pflichtinformationen nach GPSR.)

Bildnachweis
Cover: Stefan Janko; Shutterstock/Sasin Paraksa; Illustrationen: Christian M. Weiss; Fotos: Getty Images: 7 (Getty Images/OJO Images/Robert Daly); Shutterstock: 19 (Kostiantyn Voitenko), 39 (PeopleImages), 73 (G-Stock Studio)

Projektleitung: Sarah Gast
Lektorat: Dr. Ulrike Kretschmer, München
Korrektorat: Susanne Schneider, München
Umschlaggestaltung und Innenlayout: Vera Schlachter, München, www.veruschkamia.de
Satz: Dr. Alex Klubertanz, Haßfurt, www.semiserif.de
Herstellung: Timo Wenda
Reproduktion: Mohn Media Mohndruck GmbH, Gütersloh
Druck: Mohn Media Mohndruck GmbH, Gütersloh

Printed in Germany

ISBN 978-3-517-10432-4
www.suedwest-verlag.de